W0256049

L. F. Hollender · A. Marrie

Die selektive proximale Vagotomie

Vorwort von J. L. Lortat-Jacob

Deutsche Übersetzung und Bearbeitung von
K. Junghanns

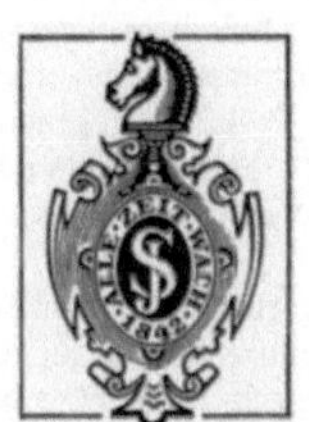

Springer-Verlag
Berlin Heidelberg New York 1978

Professor Dr. L.F. Hollender
Dr. A. Marrie
Université Louis Pasteur, Service de Chirurgie Générale 3,
1, Place de l'Hôpital, F-67005 Strasbourg Cedex

Übersetzer:
Professor Dr. K. Junghanns, Neuenheimer Landstr. 18b, D-6900 Heidelberg

Titel der französischen Originalausgabe: La vagotomie supra-sélective
© Masson, Paris 1977

Mit 40 Abbildungen

ISBN-13: 978-3-540-08613-0   e-ISBN-13: 978-3-642-66872-2
DOI: 10.1007/978-3-642-66872-2

Library of Congress Cataloging in Publication Data. Hollender, Louis, 1922 –. Die selektive proximale Vagotomie. Translation of La vagotomie supra-sélective. Includes bibliographical references and index. 1. Vagus nerve - Surgery. 2. Duodenum - Ulcers - Surgery. I. Marrie, A., joint author. II. Title. RD540.5.H6315.617'.5541.77-19350.

Das Werk ist urheberrechtlich geschützt. Die dadurch begründeten Rechte, insbesondere die der Übersetzung, des Nachdruckes, der Entnahme von Abbildungen, der Funksendung, der Wiedergabe auf photomechanischem oder ähnlichem Wege und der Speicherung in Datenverarbeitungsanlagen bleiben, auch bei nur auszugsweiser Verwertung, vorbehalten.
Bei der Vervielfältigung für gewerbliche Zwecke ist gemäß § 54 UrhG eine Vergütung an den Verlag zu zahlen, deren Höhe mit dem Verlag zu vereinbaren ist.
© by Springer-Verlag Berlin · Heidelberg 1978

Die Wiedergabe von Gebrauchsnamen, Handelsnamen, Warenbezeichnungen usw. in diesem Werk berechtigt auch ohne besondere Kennzeichnung nicht zu der Annahme, daß solche Namen im Sinne der Warenzeichen- und Markenschutz-Gesetzgebung als frei zu betrachten wären und daher von jedermann benutzt werden dürften.

Satz, Druck und Bindearbeiten: Universitätsdruckerei H. Stürtz AG, Würzburg. 2123/3130-543210

Vorwort der deutschen Ausgabe

Die selektive proximale Vagotomie wurde inzwischen zum Standardverfahren der chirurgischen Therapie des chronischen Ulcus duodeni. Die große Zahl von Veröffentlichungen führte jedoch zu einer zunehmenden Verwirrung der theoretischen Konzeption und der technischen Ausführung. Dankenswerterweise unterzogen sich Hollender und Marrie der Mühe, alle Probleme der selektiven proximalen Vagotomie zusammenzufassen und besonders die technischen Details ihrer Ausführungen zu präzisieren. Sie stellen ihre anhand einer großen Fallzahl erarbeitete Technik detailliert dar. Gleichzeitig ziehen sie alle relevanten Veröffentlichungen der Weltliteratur bei und diskutieren ihre Ergebnisse.

Besonders begrüßenswert ist es, daß jetzt ein Buch über die Vagotomie aus Frankreich erscheint, wo die anatomischen Grundlagen dieser Methode von Latarjet und Wertheimer vor 50 Jahren geschaffen wurden.

Die teilweise unterschiedlichen anatomischen Vorstellungen und die französische Methode des Aufbaus eines wissenschaftlichen Werkes machten eine freiere Übersetzung und veränderte Kapiteleinteilung notwendig. Soweit dies möglich war, wurde jedoch versucht, die Eigentümlichkeit des französischen Buchaufbaus und die charakteristische Ausdrucksweise der Autoren zu bewahren.

Für seine freundliche Unterstützung bei der Bearbeitung des anatomischen Kapitels danke ich Herrn Professor Forssmann, Heidelberg.

Heidelberg, Januar 1978 K. JUNGHANNS

Vorwort der französischen Ausgabe

Aufgrund unserer alten Freundschaft und einer gewissen geistigen Verwandtschaft hat mich Professor Louis Hollender ausgewählt, das Vorwort für dieses Buch zu schreiben. Es ist das Ergebnis einer langen Beschäftigung mit der selektiven proximalen Vagotomie in Zusammenarbeit mit A. Marrie.

Meine Erfahrungen mit der ursprünglichen Dragstedtschen Operation (trunkuläre Vagotomie), der Mutter aller anderen Vagotomieformen, sind gering. Um dieses Vorwort trotzdem glaubwürdig zu machen, sollte ich es begründen.

Als Zeitgenosse großer Chirurgen wie J. Charrier war ich berechtigterweise mit der einfachen Gastroenterostomie zur chirurgischen Behandlung des Ulcus duodeni unzufrieden. Obwohl ich die glücklichen Erfolge der Magenresektion auch bei Spätkomplikationen nach Gastroenterostomie erlebt habe, kenne ich die negativen Folgen der verstümmelnden Magenoperationen. Die Spätfolgen der Gastroenterostomien unserer Väter ließen mich die wahren Operationsergebnisse bei Ulkuspatienten erst sehr verspätet erkennen.

Schon bevor die mehr oder weniger schweren Folgen der trunkulären Vagotomie bekannt waren, fühlte ich eine Abneigung gegen eine Denervation von Leber, Gallenwegen, Pankreas und Dünndarm bei einer Duodenalerkrankung. Trotz der Begeisterung für die Vagotomie blieb ich nur ein aufmerksamer Beobachter und benutzte sie nur selten bei allgemeinen und örtlichen Indikationen.

Ich glaube immer noch, daß die Magenresektion eine gute Operation ist, wenn sich postoperativ die Verdauungsfunktion adaptieren kann. Dennoch scheint mir das Ziel der Vagotomie ein Fortschritt, da die Innervation der übrigen Abdominalorgane außer dem Magen erhalten bleibt. Es beunruhigt mich jedoch, daß eine gewisse Anzahl ausgezeichneter Chirurgen gleichzeitig eine Magen- oder besser Antrumresektion hinzufügen. Soll man denken, daß die Antrektomie außer der Magenentleerung auch die ungenügende vagale Denervierung korrigiert oder muß die Vagotomie einer zu sparsamen Magenresektion zu Hilfe kommen? Ich fühle hier einen gewissen Verdacht und vermeide diese Art kombinierter Eingriffe. Meine Einstellung gegenüber der selektiven proximalen Vagotomie war dagegen ganz anders. Ich lernte sie hauptsächlich auf den Kongressen des Collegium Internationale Chirurgiae Digestivae kennen, bei denen ich die Ehre hatte, den Vorsitz zu führen.

Es erschien mit ideal, eine einfache, nicht verstümmelnde selektive Denervation des Magens zur Säurereduktion durchzuführen und gleichzeitig eine ausreichende Motilität und antropylorische Entleerung zu erhalten, besonders wenn man so alle Folgeerscheinungen fast vollständig vermeiden kann. Die selektive proximale Vagotomie scheint dieses Ziel zu erreichen. Sie ist jetzt in meiner Klinik die Therapie der Wahl des Ulcus duodeni. So wird verständlich, warum ich außer aus Freundschaft dieses Vorwort schreibe.

Als Ergebnis einer langjährigen Erfahrung behalte ich mir eine gewisse ängstliche Neugier vor den Langzeitergebnissen in 10–15 Jahren vor. Zweifellos werden andere dann Bilanz ziehen. Wie dem auch sei, stellt das Buch von L.F. Hollender und A. Marrie eine außergewöhnliche und überzeugende Dokumentation dar. Die wichtigen anatomischen Grundlagen und die chirurgische Technik sind perfekt beschrieben und illustriert. Einen weiten Raum nehmen die Beschreibungen der intraoperativen Kontrolluntersuchungen auf die anatomisch-physiologische Wirkung der Operation ein. Diese Kontrolle ist zur Sicherung des therapeutischen Ergebnisses und zur späteren vergleichenden Beurteilung unerläßlich. Was die Resultate betrifft, so sind diese sorgfältig und objektiv dokumentiert und damit sehr ermutigend und sogar verlockend.

Man sollte den Autoren für die Mäßigung der eigenen Begeisterung mit ihrem klugen Schluß danken: ,,Es fehlt ein ausreichender Beobachtungszeitraum'' und dafür, daß sie betonen: ,,Als wesentliches Beurteilungskriterium dieser neuen Methode ist das Auftreten eines Rezidivs zu bewerten. Zur Zeit liegt dies innerhalb der Normen, die für andere chirurgische Eingriffe in der Behandlung des Duodenalgeschwürs anerkannt werden.''

Am Schluß möchte ich den Autoren zu dieser Arbeit gratulieren, die kluge Überzeugung und große Weisheit durch ihre Schlußfolgerungen beweisen. Sie bedeutet einen wesentlichen Schritt auf dem Schicksalsweg der selektiven proximalen Vagotomie.

J.-L. LORTAT-JACOB

Inhaltsverzeichnis

1. Einführung

„Wenn jemand sich anschickte, die Hälfte meines guten Magens wegzunehmen, um ein kleines Ulkus meines Zwölffingerdarms zu heilen, liefe ich schneller weg, als er mir folgen könnte."

C.H. Mayo, 1927

Die faszinierende Geschichte der chirurgischen Behandlung des Duodenal- und Magenulkus begann vor mehr als 100 Jahren. Wieviele technische Varianten sind seitdem enthusiastisch aufgenommen und dann wieder verlassen worden?

Ursprünglich war es der Wiener Anton Wölfler (1881), der die einfache Gastroenterostomie entwickelte, um die Sekrete von Galle und Pankreas abzuleiten und so die Magensäure zu neutralisieren. Ihm folgten Péan, Billroth und Rydygier, die die Magenresektion inaugurierten. Der erste von Rydygier wegen eines Geschwürs erfolgreich durchgeführte Eingriff wurde im Zentralblatt für Chirurgie mit dem bissigen Redaktionskommentar versehen: „Hoffentlich auch letzte" [13]. Es kam jedoch gerade anders. Gefördert durch die wechselnden und oft ineffizienten internistischen Therapiemaßnahmen entwickelte sich die Chirurgie des Ulkus weiter. Während vieler Jahre wurde die Magenresektion die chirurgische Standardbehandlung des therapieresistenten Ulkus. Manche Chirurgen ließen sich von einigen Rezidiven beeindrucken und übertrieben die pathophysiologischen Vorstellungen der Zeit, indem sie die Dreiviertel- oder sogar Vierfünftel-Resektion des Magens empfahlen.

Dann kam das Jahr 1943! Es war die große Wende, als Dragstedt und Owens die zwei ersten Fälle einer transthorakalen Vagotomie ohne Drainage publizierten, die sie wegen eines Duodenalulkus durchgeführt hatten. So wurde ein neuer Weg beschritten. Es begann die Zeit der trunkulären Vagotomie zunächst ohne, dann mit Gastroenterostomie und später mit Pyloroplastik. Die umfassenden Untersuchungen, die die französischen Gastroenterologen den Folgen der Magenresektion widmeten, waren maßgebend für die Einführung der trunkulären Vagotomie in Frankreich, die P. Banzet 1946 aus den Vereinigten Staaten mitbrachte. Mit dem legitimen Wunsch zur Perfektion führten einige die selektive Vagotomie mit Pyloroplastik ein, andere dagegen gingen direkt zur selektiven proximalen Vagotomie ohne Drainage über.

Seit 1972 führen wir diese Technik durch. Ihre Kurzzeitergebnisse haben uns ermutigt, die mittelfristigen Resultate sind ausgezeichnet. Wie werden die Langzeiterfolge aussehen? Nur die Zukunft kann diese Frage

beantworten, denn niemand, der die komplizierte und unvorhersehbare
Entwicklung eines Ulkus kennt, wird definitive Schlußfolgerungen wagen,
bevor wir nicht über Beobachtungszeiten von mindestens 10 Jahren und
eine ausreichende Fallzahl verfügen, um solide und unangreifbare Argumente zu besitzen. Bis dahin bleibt noch ein langer Weg zurückzulegen.
Es scheint uns wünschenswert, daß die genaue Technik dieses Eingriffs
bekannt wird. Um die Durchtrennung der Nerven, die die Säuresekretion
beeinflussen, genau und vollständig auszuführen, wie es für den Erfolg
unerläßlich ist, bestehen wir auch auf intraoperativen Kontrollen. Sie
scheinen uns unerläßlich, bis wir über weitere Informationen verfügen.
Die gewonnenen Erfahrungen haben uns überzeugt.

Wir bemühen uns darum, die physiologischen Hypothesen der selektiven proximalen Vagotomie zu verifizieren:
1. Die Antrummotilität bleibt ohne Stase gewahrt.
2. Das Duodenalulkus kann nach einer ausreichenden Säurereduktion
   heilen.
3. Komplikationen und Nachwirkungen treten nicht auf oder sie sind
   seltener als nach anderen Vagotomieformen.

Dies sind einige Ideen, die uns zu der Veröffentlichung dieser Mono-
graphie angeregt haben.

2. Geschichte

Die lange Geschichte der Vagotomie beginnt mit der trunkulären und führt über die selektive zur selektiven proximalen Vagotomie. Hierin zeigt sich die fortschreitende Entwicklung der Ideen und Techniken, die sich bemüht, die weitestgehende Verminderung der Säuresekretion zu erreichen, ohne die Magenmotilität selbst zu beeinträchtigen.

Die Bedeutung der Nn. vagi für die Magensäureproduktion wurde zum ersten Mal von Benjamin Brodie 1814 bewiesen. 1858 beobachtete Claude Bernard nach einer Durchtrennung der vagalen Nerven den Ausfall der Kontraktionen und die Verminderung der Sensibilität und Magensekretion. Pavlov konnte im Jahre 1897 experimentell zweifelsfrei eine Magensekretion durch neurale Stimulation nachweisen, unabhängig vom direkten Kontakt der Nahrung mit der Magenschleimhaut. Obwohl diese experimentellen Arbeiten letztlich von zahlreichen Autoren bestätigt wurden, fand die Vagotomie nur selten klinische Anwendung. Wahrscheinlich führte Jaboulay die erste trunkuläre Vagotomie beim Menschen in Lyon 1901 aus.

1912 wurde sie von Exner und Schwartzmann bei tabischen Magenkrisen durchgeführt. Kuttner in Breslau berichtete 1914 über 20 Fälle, von denen 10 nach Vagotomie gute Behandlungsergebnisse zeigten.

1920 berichtete der Schweizer Bircher über 20 subdiaphragmale trunkuläre Vagotomien.

Latarjet [12] und Wertheimer [15] wurden schließlich die wahren Förderer der Methode, die sie in anatomischen, physiologischen und experimentellen Arbeiten untersuchten. Die Dissertation von Pierre Wertheimer [15] stellt detailliert die Ergebnisse von neun chirurgischen Denervationen am Hund dar, die 1922 von 22 chirurgischen Beobachtungen einer gastralen Denervation am Menschen wegen verschiedener Magenerkrankungen gefolgt wurden. Die Arbeiten von Wertheimer begründeten die späteren anatomischen Studien der Magennerven und etablierten praktisch die Grundsätze für die klinische Anwendung der Vagotomie.

An dieser Stelle müssen die Untersuchungen von L. Dragstedt (1924), von Shiassi (1925) und Pieri (1927) erwähnt werden. Trotzdem blieb die Vagotomie im Hintergrund und wurde von Pauchet während des

23. Chirurgenkongresses 1925 nur noch zitiert! Zu dieser Zeit beherrschte die Magenresektion die chirurgische Behandlung des Ulkus.

Man mußte bis 1943 warten, als L. Dragstedt und Owens erstmals über zwei Patienten mit chronischem Duodenalulkus berichteten, die durch transthorakale Vagotomie geheilt wurden. Leider wurden die ersten Ergebnisse unglaubwürdig durch das Fehlen einer gleichzeitigen Drainageoperation, die erst nach 1946 eingeführt wurde. Dragstedt ging auf diesem Wege weiter. Er stellte das Verfahren auf feste physiologische und technische Grundlagen. Er legte die Operationsindikationen fest und gab ihnen einen Namen. 1946 führte P. Banzet in Frankreich die Operation nach Dragstedt ein. Sie wurde schnell von zahlreichen Autoren übernommen (Charrier u. Hepp in Paris, Guillet in Lyon, Delannoy in Lille, Dubourg u. Dubarry in Bordeaux und Barraya in Nizza). 1964 erlaubte das Kolloquium in Straßburg (Weiss u. Hollender) eine deutliche Demonstration zugunsten der trunkulären Vagotomie durch Gegenüberstellung großer Operationsserien. Soviel zur Geschichte der trunkulären Vagotomie.

Gehen wir jetzt noch einmal ein wenig zurück. Seit 1939 hatten Winkelstein und Berg schon die Durchtrennung der vorderen Vagusäste unter Belassung der Rami coeliaci des hinteren Vagus zur Vervollständigung von Magenresektionen vorgeschlagen. Die wahren Förderer der selektiven Vagotomie wurden jedoch Jackson [10] in den Vereinigten Staaten im Jahre 1947 und Franckson [4] in Stockholm 1948. Diese Autoren haben eine Technik vorgeschlagen, die es erlaubt, die extragastrale Innervation des Dünndarms zu erhalten: Ramus hepaticus des vorderen N. vagus und Ramus coeliacus des hinteren N. vagus. Ihre Durchtrennung ist für die Folgen der trunkulären Vagotomie durch die intestinale Denervation verantwortlich.

10 Jahre später wendeten Griffith und Harkins [7] in den Vereinigten Staaten (1957) und Burge [2] in England (1960) die Methode bei einer großen Zahl von Patienten an. Grassi in Rom, Alexiu in Bukarest, Barraya, Delagrange und Larrieu in Frankreich folgten.

Die Langzeituntersuchungen zeigen jedoch einen hohen Prozentsatz von Nebenwirkungen, die besonders in bezug auf Diarrhöe und Dumping der trunkulären Vagotomie vergleichbar sind. Dennoch war die Innervierung der extragastralen Intestinalorgane nach selektiver Vagotomie nicht beeinträchtigt! Nur die unvermeidbare Drainage konnte durch den Verlust der Motilität des Antrums und Pylorus dafür verantwortlich gemacht werden. Daran anschließend konnte die verführerische physiologische Hypothese aufgestellt werden, daß man die Magendenervierung auf die

Sekretionsgebiete begrenzt, die Innervation des Antrums, Pylorus und Duodenums, und damit den Entleerungsmechanismus bewahrt und so die gleichzeitige Drainageoperation vermeidet. Die selektive proximale Vagotomie war geboren. Gleichzeitig müssen wir noch darauf hinweisen, daß Griffith und Harkins [7] beim Hund die ersten selektiven proximalen Vagotomien experimentell durchführten.

Holle und Hart [9] berichteten über diese Methode und wendeten sie zum ersten Mal beim Menschen 1967 an. Sie fügten jedoch stets eine Pyloroplastik hinzu. 1969 begannen Johnston und Wilkinson in England, Amdrup und Griffith in Dänemark, Hedenstedt in Schweden und Grassi in Italien die ersten selektiven proximalen Vagotomien ohne Drainageoperation beim Menschen auszuführen [1, 5, 8, 11]. In Deutschland folgten Heberer, Hegemann, Kremer, Schega, Schreiber und Schwaiger, in der Schweiz Allgöwer und Eckmann, in Lyon Cuilleret, Maillet und Saubier, in Marseille Dalmas und Devin und wir selbst in Straßburg.

3. Terminologie

Die Bezeichnung der zuletzt eingeführten Form der Vagotomie ist uneinheitlich. Holle, der sie zum ersten Mal beim Menschen anwendete, aber mit einer Drainageoperation kombinierte, gab ihr den Namen „selektive proximale Vagotomie".

Johnston, der zum ersten Mal die selektive proximale Vagotomie ohne Drainage beschrieb und ausführte, nannte sie „highly selective vagotomy".

Der Eingriff wurde von Amdrup „parietal cell vagotomy", von Imperati „acid fundic selective vagotomy", von Hedenstedt „selective proximal vagotomy" und von Grassi „vagotomia superselettiva" genannt.

Andere Vorschläge wurden aus dem angelsächsichen Sprachraum gemacht:
— secretory selective vagotomy
— selective vagotomy of the parietal cell mass
— proximal vagotomy
— proximal gastric vagotomy
— proximal selective vagotomy.

Unter all diesen Namen scheinen „proximal gastric vagotomy" und „parietal cell vagotomy" die meistverwendeten (Cox u. Alexander-Williams).

In Frankreich finden wir folgende Bezeichnungen: Vagotomie hypersélective in Lyon (Cuilleret, Guillet, Maillet u. Saubier).

Vagotomie ultrasélective in Marseille (Dalmas u. Picaud) und Paris (Larrieu u. Moulle).

Persönlich haben wir uns entschlossen, die Bezeichnung „vagotomie supra-sélective" anzunehmen. Diese Bezeichnung wurde im Juni 1972 in Straßburg während des zweiten Treffens des Collegium Internationale Chirurgiae Digestivae für den französischen Sprachraum akzeptiert. Für die deutsche Ausgabe wurde die von Holle eingeführte Bezeichnung übernommen. Der Ausdruck superselektive Vagotomie erscheint im deutschen Sprachraum künstlich. Während des vierten Kongresses des Collegium Internationale Chirurgiae Digestivae einigte man sich für den englischen Sprachraum auf die Bezeichnung: proximal gastric vagotomy.

Literatur

1. Amdrup, B.M., Griffith, C.A.: Selective vagotomy of the parietal cell mass. Part I: With preservation of the innervated antrum and glioms. Ann. Surg. **170**, 207–214 (1969).
2. Burge, H.: Vagotomy. London: Arnold 1964.
3. Dragstedt, L.R.: Section of the vagus nerves to the stomach in the treatment of peptic ulcer. Ann. Surg. **126**, 687–708 (1947).
4. Franckson, C.: Selective abdominal vagotomy. Acta chir. scand. **96**, 409 (1948).
5. Grassi, G., Orecchia, G.: A comparaison of intraoperative tests of completeness of vagal section. Surgery **75**, 155–160 (1974).
6. Griffith, C.A.: Gastric vagotomy. Total abdominal vagotomy. Arch. Surg. **81**, 781–788 (1960).
7. Griffith, C.A., Harkins, H.N.: Partial gastric vagotomy: an experimental study. Gastroenterology **32**, 96–101 (1957).
8. Hedenstedt, S., Moberg, S.: Selective proximal vagotomy with and without pyloroplasty in the treatment of duodenal ulcer. Acta chir. scand. **137**, 547–550 (1971).
9. Holle, F., Hart, W.: Neue Wege der Chirurgie des gastroduodenalen Ulcus. Med. Klin. **62**, 441–450 (1967).
10. Jackson, R.C.: Anatomic study of the vagus nerves with a technique of transabdominal selective gastric resection. Arch. Surg. **57**, 333–352 (1948).
11. Johnston, D., Wilkinson, A.R.: Highly selective vagotomy without a drainage procedure in the treatment of duodenal ulcer. Brit. J. Surg. **57**, 289–296 (1970).
12. Latarjet, M.A.: Résection des nerfs de l'estomac. Technique opératoire. Résultats cliniques. Bull. Acad. Med. **87**, 681–691 (1922).
13. Rydygier: Die erste Magenresektion beim Magengeschwür. Zbl. Chir. **12**, 198 (1882). Referat zu Berl. klin. Wschr. 16.1.1882, S 39.
14. Weiss, A.G., Hollender, L.F.: La vagotomie dans l'ulcère gastro-duodéno-jéjunal. Colloque de Strasbourg 1964 (Expansion Scientifique Edit.).
15. Wertheimer, P.: L'innervation et l'énervation gastriques. Étude anatomique, expérimentale et clinique. Thèse Lyon 1922.

4. Anatomische Grundlagen

Das Verfahren der selektiven proximalen Vagotomie gründet sich auf die anatomische Ausbreitung des vagalen Parasympathikus im Magen. Die technische Durchführung setzt voraus, die anatomischen Verhältnisse an der Curvatura minor, die man als „Hilus des Magens" bezeichnen kann, genau zu kennen. Weiter muß die Gefäßversorgung dem Operateur genau bekannt sein.

4.1 Anatomische Ausbreitung des vagalen Parasympathikus

Die Ausbreitung des N. vagus zeigt zahlreiche Variationen.

Vor den Arbeiten von Latarjet und Wertheimer wurde in den klassischen Befunden eine netzförmige Innervation des Magens angenommen, die auch bei anderen Viscera gefunden wurde.

Wertheimer [10] konnte aber in seiner Doktorarbeit bei den Nerven des Magens eine Eigenheit feststellen, als er die systematische und topographische Anatomie 1922 beschrieb.

1948 hat Jackson [4] folgendes genau analysiert:
— den Aufbau des N. vagus am Hiatus oesophageus
— die anastomosierenden Fasern der beiden Nn. vagi
— die Ausbreitung der Äste des N. vagus am Magen.

Später untersuchte Griffith [2] den vagalen Parasympathikus und machte die embryonale Drehung des Magens für die Lageänderung der Trunci vagales in ihrer Beziehung zum terminalen Ösophagus verantwortlich.

Kürzlich haben Burge, Hedenstedt, Grassi und Rosatti einige anatomische Varianten besonders an der Kardia und an der Antrum-Fundus-Grenze betont, die bei Unkenntnis zu einer unvollständigen Vagotomie führen können.

Wir werden in dieser anatomischen Untersuchung nur die Ausbreitung des N. vagus nach seinem Eintritt in das Abdomen am Hiatus oesophageus behandeln. Die Anordnung im Thorax am unteren Drittel des Ösophagus zeigt die klassischen Varianten, wie die einzelnen Trunci

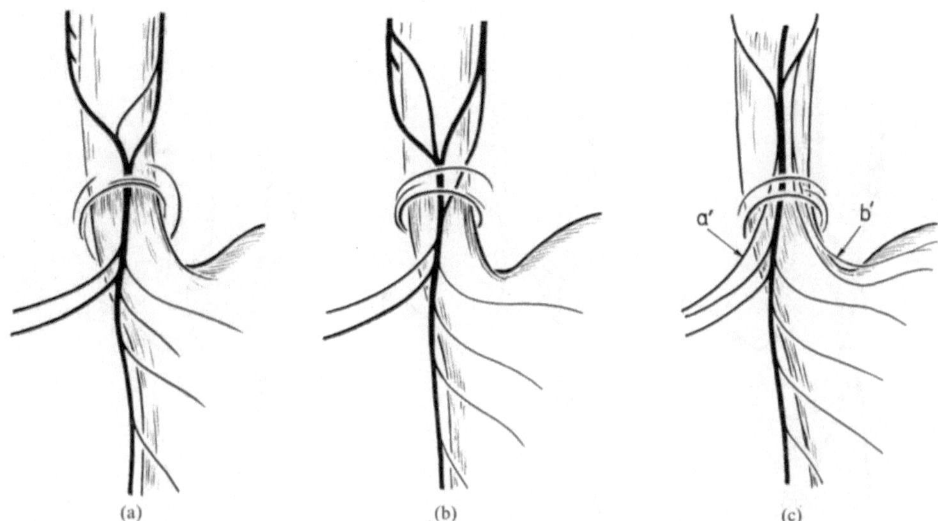

Abb. 1a–c. *Truncus vagalis anterior. Anatomische Varianten beim Durchtritt durch den Hiatus oesophageus.* (a) und (b) Ein Stamm. (c) Stamm und direkte Rami gastrici: *a* durch frühe Teilung des Stammes und *b'* durch Nervenäste aus dem vorderen Plexus vor der Bildung des Stammes

vagales entstehen. Nach anatomisch-chirurgischen Erfahrungen bilden sich in 75–90% der Fälle die zwei Stämme oberhalb des Zwerchfells. Aber eine Wiederaufteilung des Nerven vor seinem Eintritt in die Bauchhöhle ist auch möglich, ebenso wie eine netzförmige Ausbreitung bis zum Zwerchfell fortbestehen kann.

4.1.1 Truncus vagalis anterior (Abb. 1)

Meist ist er unterhalb des Zwerchfells ein Stamm (Abb. 1a und b) und leicht tastbar. Er liegt an der Vorderseite der Pars abdominalis oesophagei unter dem Peritoneum.

Er kann mittelständig nach links oder häufiger nach rechts verlagert sein, was vom Ausmaß der embryonalen Drehung des Magens abhängt [2]. In 68% der Fälle liegt der Truncus vagalis anterior vor dem Ösophagus. In 30% zieht er an der linken Seite herab, in 2% der Fälle liegt er dicht an der linken Hälfte der Hinterwand.

Es ist zu bedenken, daß der Truncus vagalis anterior in einem Drittel der Fälle geteilt ist (Abb. 1c), entweder durch Teilung des Stammes in mehrere Äste unterhalb des Zwerchfells oder durch Fortsetzung seiner ursprünglichen netzförmigen Anordnung.

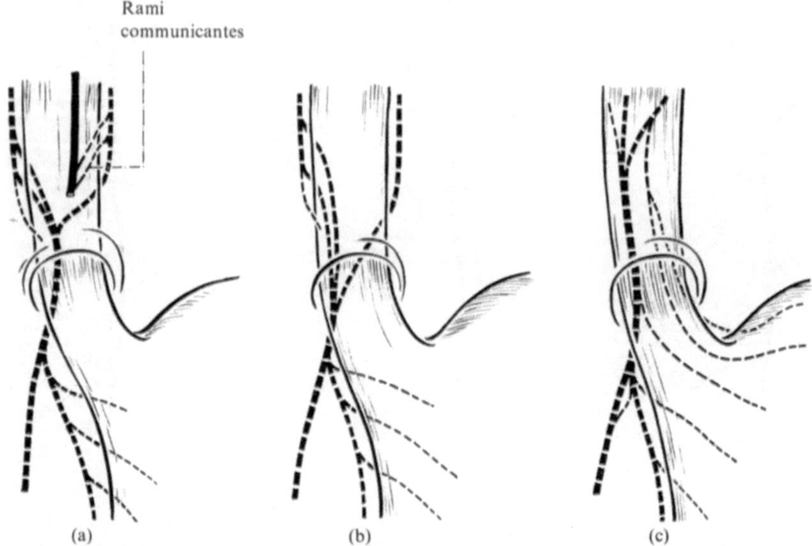

Abb. 2a–c. *Truncus vagalis posterior. Anatomische Varianten beim Durchtritt durch den Hiatus oesophageus.* (a) Ein Stamm (Rami communicantes zum Truncus vagalis anterior). (b) Späte Stammbildung. (c) Frühe Aufteilung und direkte Rami gastrici

4.1.2 Truncus vagalis posterior (Abb. 2)

Er ist praktisch immer ein Stamm (Abb. 2a), nachdem sich die Fasern meistens über dem Zwerchfell bei seinem Durchtritt vereint haben.

Er ist selten netzförmig.

Trotz seiner verschiedenen Lage wird er im allgemeinen leicht hinter dem rechten Rand des Ösophagus aufgefunden. Manchmal befindet er sich 1–2 cm dahinter, auf dem Crus mediale der Pars lumbalis des Zwerchfells, wo er übersehen werden kann.

Der Truncus vagalis anterior ist nach Durchtritt durch das Diaphragma in der Regel meistens noch oder wieder in Fasern geteilt. Der Truncus vagalis posterior bildet einen Stamm nachdem er durch das Diaphragma tritt. Trotz dieser häufig normalen Anordnung muß auf die zahlreichen möglichen Varianten der Ausbreitung aufmerksam gemacht werden. So kommt es nach Köster [5] relativ selten vor, daß zwischen Hiatus oesophageus und Kardia nur zwei Vagusstämme angetroffen werden. Im Querschnitt des Ösophagus auf dieser Ebene werden nach diesem Autor zwei bis sieben Nerven gefunden. Regelmäßig findet sich bei 10 Uhr ein Nerv, der dem Truncus vagalis posterior entspricht und in 86% bei 140 Präparaten beschrieben wurde. Der Truncus vagalis anterior liegt variabel zwischen 4 und 7 Uhr. Im Durchschnitt werden hier drei

Nerven angetroffen. Tatsächlich findet man nie mehr als vier dicke Stämme, während der Rest des N. vagus aus einem sehr feinen Plexus besteht.

Diese Variationen ergeben sich aufgrund direkter Nervenäste zum Magen und Verbindungen zwischen den beiden Trunci vagales (Abb. 2b und c).

4.1.3 Direkte Rami gastrici

Nach Köster kommt in 10% seiner Fälle ein direkter Ast zum Magen vor, der 1 oder 2 cm links des Ösophagus im His-Winkel liegt und direkt vom Hiatus oesophageus zum Fundus verläuft [5].

Für Hedenstedt et al. [3] hingegen ist dieser Ramus gastricus praktisch immer vorhanden. Er ist von unterschiedlicher Stärke, liegt mehr oder weniger weit vom Ösophagus entfernt, manchmal nahe am Milzhilus, erscheint aber immer unabhängig von den Stämmen des Vagus und verläuft bisweilen außerhalb und links des Hiatus oesophageus direkt durch das Zwerchfell. Er beschreibt weiter einen häufigen Ast des Truncus vagalis posterior, der hinter dem Ösophagus verläuft, im His-Winkel zu sehen ist und den Fundus innerviert (Abb. 2c).

Grassi betont das Vorkommen eines Nervenastes, der mehr oder weniger oberhalb des Zwerchfells vom Truncus vagalis posterior entspringt, auf der Hinterseite des Ösophagus liegt und mehr oder weniger schräg, rechts oder links auch im His-Winkel zu sehen ist; dies ist der „Ramus criminalis" von Grassi.

Es gibt schließlich ein feines vagales Netz, das in der Ösophaguswand verläuft und dessen physiologische Bedeutung noch nicht geklärt ist.

Diese verschiedenen Rami gastrici, der „Ramus criminalis" von Grassi oder die von Köster und Hedenstedt beschriebenen Äste sind wahrscheinlich parallele Fasern der Trunci vagales anterior et posterior, die oberhalb des Zwerchfells beginnen und unabhängig von den Trunci vagales durch den Hiatus oesophageus ziehen.

Wenn diese Rami gastrici nicht bedacht werden, wird bei einer Operation zwangsläufig eine inkomplette selektive proximale Vagotomie erfolgen.

Entgegen dieser Betrachtungen ist Griffith der Meinung, daß die Rami gastrici immer an die Curvatura minor des Magens ziehen und daß es keine Fasern gibt, die an der Curvatura major oder am Fundus in den Magen dringen. Auf dieser Annahme beruht seine operative Technik der vollständigen Denervation des Magens.

4.1.4 Rami communicantes

Zwischen den beiden Trunci vagales liegen mehr oder weniger hoch anastomosierende Äste, die manchmal den über dem Zwerchfell liegenden Teil eines Truncus mit dem subphrenischen Abschnitt des anderen verbinden. Sie können gelegentlich Ursache einer inkompletten trunkulären Vagotomie sein, aber ihre Bedeutung bei der selektiven proximalen Vagotomie ist nicht sehr groß.

4.1.5 Äste der Trunci abdominales (Abb. 3)

4.1.5.1 Äste des Truncus vagalis anterior

Etwas oberhalb auf der Höhe der Kardia teilt sich der Truncus vagalis anterior in zwei Arten von Ästen:
– Äste zur Innervation der Leber (Rami hepatici)
– Äste zur Innervation des Magens (Rami gastrici).

Rami hepatici

Die Rami hepatici entspringen immer an der rechten Seite des Truncus vagalis anterior und verlaufen quer von links nach rechts in der Pars densa des Omentum minus.

Sie sind im durchsichtigen Omentum gut sichtbar teils als einzelne (N. gastrohepaticus von Latarjet), teils als zwei bis vier Nerven und stellen einen immer vorhandenen anatomischen Bezugspunkt dar. Sie erreichen die Leber auf der linken Seite etwas unterhalb des Hilus und bilden hier den Plexus hepaticus von Burge, aus dem drei Arten von Ästen entstehen:
– Rami ascendentes für die Gallenwege
– Rami recurrentes, die zum Plexus coeliacus zurücklaufen
– Rami descendentes für den pyloroduodenalen Übergang (Latarjet), entlang der Pylorusgefäße in die rechte Seite des Omentum minus.

Das Ende dieser Äste erreicht den pyloroduodenalen Übergang im oberen Segment auf der Rückseite wie ein umgedrehtes Y. Sie bilden die Nerven des distalen Antrums, des Pylorus und des Duodenums. Dieser Ast wird regelmäßig von allen Autoren gefunden und hat lediglich eine motorische Funktion.

Rami gastrici

An seinem linken Rand gibt der Truncus vagalis anterior zunächst eine unterschiedliche Zahl von Ästen an die Pars abdominalis des Ösophagus,

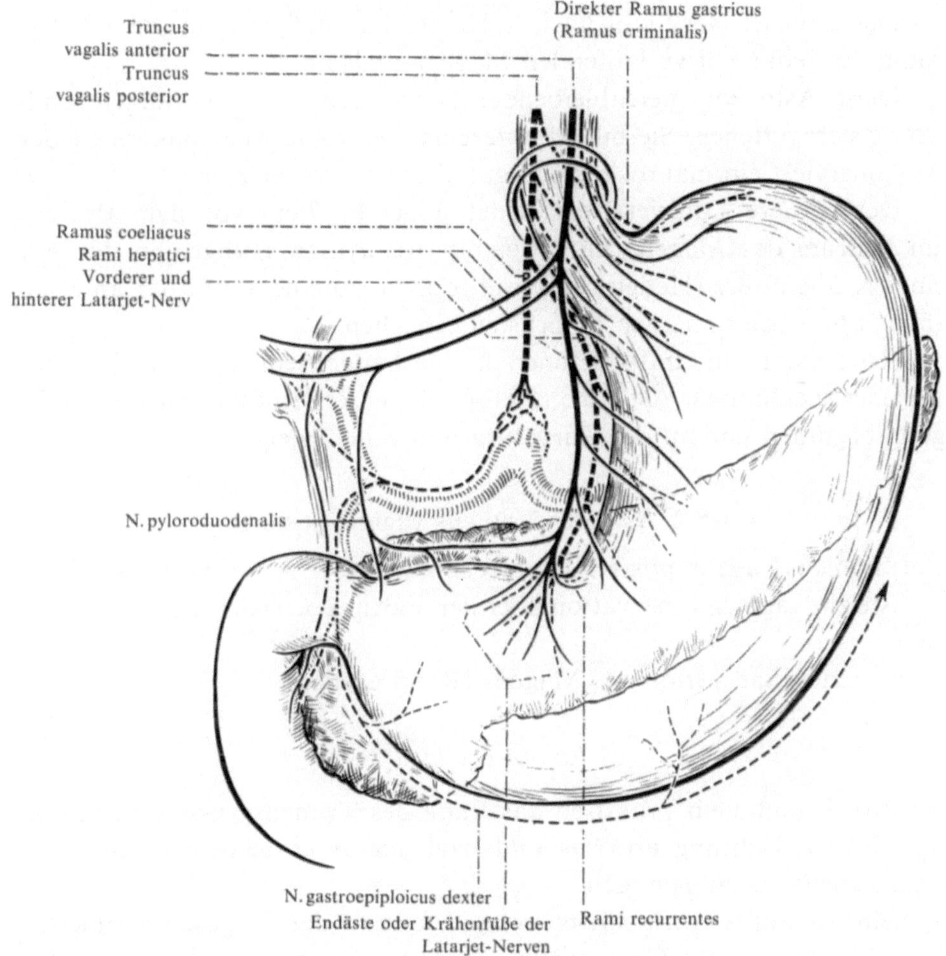

Abb. 3. *Aufteilung des Parasympathikus am Magen*

an die Kardia und den Fundus ab, die auch die Fläche vor der Curvatura major und den Corpus ventriculi versorgen.

Die ersten Äste können sehr hoch vor dem Abgang der Rami gastrici und Rami hepatici auf der rechten Seite entspringen.

Nachdem er in der Regel vier bis sechs Äste abgegeben hat, verläßt der Hauptstamm die Vorderseite der Kardia und setzt sich als relativ dicker Ast fort, der parallel und 1–2 cm von der Curvatura minor entfernt vorne im Omentum minus verläuft und unter dem vorderen Peritonealblatt durchscheinend zu sehen ist.

Dieser Hauptnerv der Curvatura minor wurde von Wertheimer [10] in seiner Dissertation als Latarjet-Nerv bezeichnet.

Der Latarjet-Nerv gibt nach links vier bis fünf Äste an die Vorderwand des senkrecht verlaufenden Magenanteils ab.

Diese Äste von gleichbleibender Dicke ziehen in die Magenwand, wo sie sich aufteilen. Sie bilden untereinander keine Anastomosen: jeder Ast innerviert ein makroskopisch gut abgegrenztes Gebiet.

Der vordere Latarjet-Nerv endet ungefähr 7 cm vor dem Pylorus am Antrum des Magens mit zwei bis drei Aufzweigungen in der Art eines Krähenfußes (Hedenstedt) und trägt so zu einem Teil der antralen Innervation bei, ohne den Pylorus zu erreichen.

Hedenstedt und Grassi betonen das Vorhandensein kleiner aufsteigender oder rückläufiger Äste, die in Höhe dieser krähenfußähnlichen Endigung beginnen und an der Curvatura minor hochsteigen.

4.1.5.2 Äste des Truncus vagalis posterior

Der Truncus vagalis posterior gibt ebenfalls zwei Arten von Ästen ab:
— Äste zur vagalen Innervation über den Plexus coeliacus (Ramus coeliacus)
— Äste zur Innervation des Magens (Rami gastrici).

Ramus coeliacus

Er ist dick und stellt praktisch das Ende des Truncus vagalis posterior dar, dessen Richtung abwärts und nach rechts er beibehält, um zum Plexus coeliacus zu gelangen.

Sein Verlauf ist variabel: manchmal folgt er der A. gastrica sinistra, bisweilen liegt er am Crus mediale dextrum der Pars abdominalis des Zwerchfells und an der Aorta abdominalis. Manchmal beginnt er direkt vor dem Plexus coeliacus und Plexus mesentericus superior [4]. Er endet rechts an der Innenseite der Ganglia coeliaca und bildet mit diesen Ganglien und dem N. splanchnicus major dexter die nach Wrisberg benannte Ansa [8]. In seinem Verlauf gibt er feine netzförmige Nerven ab, die zur linken inneren Seite der Ganglia coeliaca ziehen.

Schließlich gehen mehrere Endverzweigungen in den Plexus coeliacus und Plexus mesentericus superior über; andere erreichen den Plexus mesentericus inferior. Es wird angenommen, daß der Vagus durch Abgabe dieser kollateralen Leberäste, der Rami coeliaci dexter et sinister, der Rami pancreatici, der Rami lienales, der Rami duodenales, der Rami mesenterici, ebenso der Rami zum Colon ascendens und Colon descendens, die parasympathische Innervation des größten Teils des Magen-Darm-Traktes übernimmt.

Außerdem gibt es die schon von Latarjet und Wertheimer beschriebenen zwei oder drei Nervennetze um die A. gastroepiploica dextra, die miteinander anastomosieren und aus dem Plexus coeliaco-mesentericus stammen. Zunächst folgen sie der A. hepatica und A. gastroduodenalis. Sie verlaufen dann entlang der A. gastroepiploica und geben sehr dünne, aufsteigende Äste an die Curvatura major des Magens ab, die den Rami gastrici der A. gastroepiploica folgen. Sie sind relativ selten und sollen nach Latarjet lediglich die Blutgefäße innervieren.

Diese subpylorischen Nerven der Curvatura major oder entlang der A. gastroepiploica dextra sind cholinerg und präganglionär. Sie enthalten Fasern, die vom hinteren Vagus und den Ganglia coeliaca kommen. Nach Hedenstedt und besonders nach Rosatti sind sie an der Kontrolle der motorischen, sekretorischen Aktivität des Magens beteiligt. Ihre physiologische Bedeutung ist jedoch noch nicht eindeutig geklärt.

Rami gastrici

Diese vier bis sechs Äste entstehen an der linken Seite des Truncus vagalis posterior. Sie bilden zunächst einen Plexus hinter dem Ösophagus, der Kardia und dem Fundus ventriculi. Die Netzbildung kann auch oberhalb des Zwerchfells beginnen (die vorher beschriebenen direkten Magenäste). Ihre chirurgische Bedeutung wird von Hedenstedt und Grassi betont.

Der letzte Ast ist am dicksten und längsten und bildet an der Curvatura minor den hinteren Hauptast des Latarjet-Nervs. Er ist mit dem vorderen Nervenstamm vergleichbar, aber kürzer und dünner. Er gibt nach links vier oder fünf verzweigende Äste an die Rückwand des Magens ab.

Wie die Rami gastrici anteriores endet er am Antrum 6–7 cm vor dem Pylorus in mehreren Aufzweigungen mit einigen rückläufigen Ästen.

4.2 Chirurgische Bedeutung der Aufzweigung des Parasympathikus am Magen

Anhand dieser anatomischen Betrachtung kann folgendes festgestellt werden:
— Die Durchtrennung der Vagusstämme, die bei der trunkulären Vagotomie durchgeführt wird, ergibt nicht nur eine Denervation des Magens, sondern des gesamten Intestinaltraktes.

– Die Durchtrennung der vorderen und hinteren Äste zu Ösophagus, Kardia und Fundus und der linken Vagusäste direkt nach dem Abgang der Rami hepatici und des Ramus coeliacus am Truncus vagalis dexter führt zu einer selektiven Vagotomie des gesamten Magens unter Erhaltung der Innervation des übrigen Verdauungstraktes.

– Die Innervation des Fundus ist von der Innervation des Antrum-Pylorus-Gebietes durch das Ende des Latarjet-Nervs getrennt. Die Durchtrennung der vorderen und hinteren Äste zu Ösophagus, Kardia und Fundus sowie der linken Äste des vorderen und hinteren Latarjet-Nervs führt zu einer selektiven Vagotomie des Fundus unter Erhaltung der Innervation des gesamten Verdauungstraktes, besonders der Antrum- und Pylorusregion. In dieser Durchtrennung liegt das Prinzip der selektiven proximalen Vagotomie.

– Ob es sich wörtlich um eine trunkuläre, selektive oder selektive proximale Vagotomie handelt, mag sprachlich gleichgültig sein. Es ist nur wichtig, daß die Wirkung vollständig ist. Die mögliche inkomplette Vagotomie erklärt sich aus den verschiedenen anatomischen Verhältnissen:

1. In Höhe der Vorder- und Hinterseite des Ösophagus sind selten nur zwei isolierte Trunci vagales. Die Trunci sind von vorzeitig abgehenden Ästen begleitet oder bilden netzartige Fortsätze zum Magen, die durch den Hiatus oesophageus ziehen.

2. Im Gegensatz zu der allgemeinen Meinung, daß die Magenfasern immer entlang der Curvatura minor des Magens verlaufen, beschreiben bestimmte Autoren häufig Nervenfasern, die direkt zum Fundus ventriculi ziehen (Hedenstedt, Grassi). Diese sollen von einem Magennerv des Plexus coeliacus an die Curvatura major stammen. Es werden auch Nervenverzweigungen beschrieben, die im Lig. phrenicogastricum verlaufen und ebenfalls am Fundus enden (Rosatti, Hedenstedt).

Diese Nerven können Ursache einer inkompletten selektiven oder selektiven proximalen Vagotomie sein.

3. Schließlich scheint die Antrum-Fundus-Grenze bei der selektiven proximalen Vagotomie eine kritische Grenzzone zu sein, da bei dieser Operation versucht wird, den Fundus zu denervieren, ohne die Innervation des Antrums zu beeinträchtigen, die von der pyloroduodenalen Verbindung und den Enden des hinteren und vorderen Latarjet-Nervs aufrechterhalten wird.

4. Die Rami gastrici verlaufen in die Wand des Magens, wo sie sich verzweigen. Sie bilden untereinander keine echten Anastomosen (Wertheimer).

5. Die funktionelle Anatomie der Nn. vagi wurde durch die Untersuchungen von Pritchard et al. [7] über die anatomische Aufteilung des vagalen Systems am Magen mittels Elektrostimulation und lokalem Kongorot-Test genauer analysiert. Aufgrund der Aufteilung der Nn. vagi sinister und dexter in einen Plexus oesophageus, aus dem sich später wieder die Trunci vagales anterior et posterior bilden, stammen die Endfasern des N. vagus am Magen unabhängig von ihrer Lage an der Vorder- oder Hinterseite des Magens aus Teilen der Pars cervicalis des rechten und linken N. vagus.

Die Ausbreitungsgebiete eines Endastes des N. vagus sind im allgemeinen klein und von sehr verschiedener Fläche.

Ein isolierter, übersehener Ast läßt eine reduzierte Restacidität zurück, die der Sekretionskapazität seines Ausbreitungsgebietes entspricht.

Praktische Schlußfolgerung daraus ist, daß bei einer inkompletten proximalen Vagotomie eine sehr unterschiedliche Sekretion vorliegen kann, die von der Ausdehnung und der Lokalisation des nicht denervierten Magenanteils abhängt. Von vornherein ist dann die Restacidität weniger bedeutungsvoll als nach einer inkompletten trunkulären Vagotomie.

4.3 Gefäßversorgung der Curvatura minor und Magendurchblutung

4.3.1 Gefäßversorgung der Curvatura minor (Abb. 4)

Die Curvatura minor bildet bekannterweise eine vordere und hintere Ansatzfläche für das vordere und hintere Blatt des Omentum minus. Die zwei Blätter sind an ihrem Ansatz durch einen ausreichend breiten Zwischenraum für die Vasa coronaria ventriculi (=Aa. gastricae dextra und sinistra sowie die entsprechenden Venen) und die Magennerven getrennt. Deshalb hat man die Curvatura minor als echten „Gefäßpol" des Magens bezeichnet [9].

Die A. gastrica sinistra erreicht die Curvatura minor am obersten Punkt ihrer Krümmung. Diese Krümmung liegt in der Regel auf der Höhe der Kardia. Es ist selten, daß die Arterie unterhalb der Kardia an den Magen tritt. Die Krümmung der A. gastrica sinistra ist auf der Magenwand fixiert; hier gehen die arteriellen Äste zu Kardia und Ösophagus ab. An der Krümmung erreichen auch die beiden Trunci nervi vagi die Arterie. Die Arterie hat folgende Äste:

1. Vor der Krümmung geht der inkonstante *Ramus hepaticus sinister* ab (12% der Fälle). Dieser Ast ist wichtig, da er die einzige Arterie

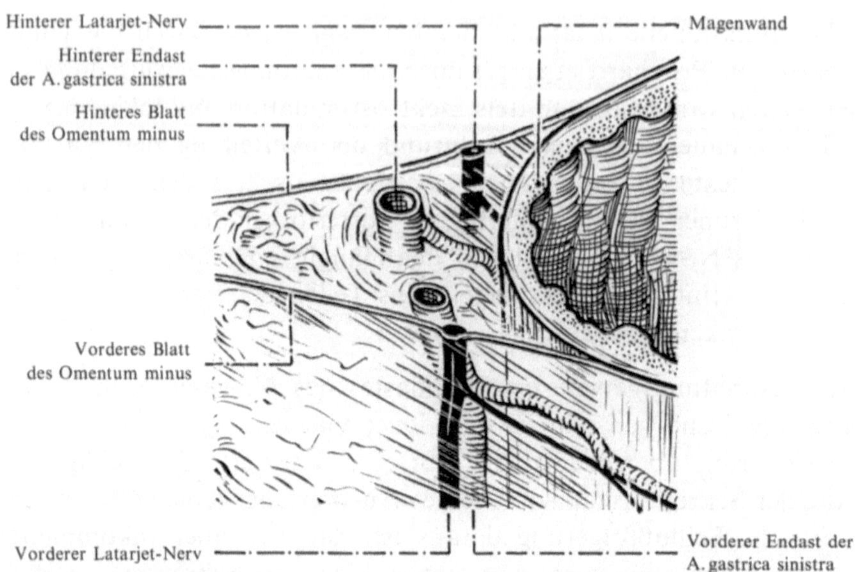

Abb. 4. *Schnitt in Höhe der Curvatura minor durch die 3 Blätter des Omentum minus:* — vorderes Blatt mit Latarjet-Nerv — mittleres Blatt mit Gefäßen — hinteres Blatt mit Latarjet-Nerv (Wertheimer)

des Lobus sinister hepatis sein kann. Er folgt übrigens dem Latarjet-schen N. gastrohepaticus des N. vagus sinister.

2. Der Ramus oesophageus ist ebenfalls inkonstant, beginnt an der Krümmung der A. gastrica sinistra kurz vor dem Abgang der Arterien zur Vorderwand der Kardia und des Fundus. Er zieht an der rechten Seite der Kardia und der Pars abdominalis des Ösophagus hoch und verzweigt sich auf der Hinterwand der Speiseröhre.

3. Der Ramus fundocardiacus anterior versorgt Kardia und Fundus und ist einer der dicksten Kollateraläste der A. gastrica sinistra mit der A. lienalis. Er beginnt am Scheitelpunkt der Krümmung, überquert die Curvatura minor und verästelt sich an der Vorderwand des Fundus und der Kardia.

Nach ihrer Biegung zieht die A. gastrica sinistra entlang der Curvatura minor in einem Abstand von 2–3 cm zwischen den beiden Blättern des Omentum minus abwärts. Sie wird von der V. gastrica sinistra begleitet und von den Nodi lymphatici gastrici sinistri der Curvatura minor umgeben. Sie teilt sich in zwei absteigende Endäste, die etwa in Höhe des mittleren, senkrechten Teiles der Curvatura minor oder manchmal etwas tiefer beginnen. Ein Ast verläuft nach vorne, einer nach hinten. Meist scheint der hintere den Verlauf der A. gastrica sinistra fortzusetzen [6, 9].

Die von der A. gastrica sinistra ausgehenden Äste (es handelt sich meist um 10) und deren Verzweigungen sind variabel. In Beziehung zur Curvatura minor unterscheidet man vordere und hintere Äste. Sie haben immer einen subserösen Verlauf, bevor sie in die Magenwand dringen. An der Stelle ihres Eintritts in die Magenwand ändern sie plötzlich ihre Verlaufsrichtung und durchqueren die Wand sehr schräg.

Die Gefäße an der Curvatura minor und ihre Aufzweigungen verlaufen schematisch zwischen den anterioren und posterioren Ausbreitungsgebieten der Nerven, die aus den Verzweigungen der Trunci vagales anterior et posterior entstehen (Abb. 4).

„Man kann den Ursprung der Curvatura minor wie eine vaskuläre Schicht zwischen zwei neuralen Schichten ansehen. In Kontakt mit der Magenwand verliert sich diese Aufteilung und es ist nicht selten, daß die oberen Äste der A. gastrica sinistra vor den Ästen des Truncus vagalis anterior verlaufen" [10].

4.3.2 Magendurchblutung (Abb. 5)

Der Magen ist entlang seiner Ränder oder Kurvaturen von einem fortlaufenden arteriellen Ring umgeben.

Er hat im wesentlichen vier Arterien, die zwei Bögen entlang der Curvatura minor und der Curvatura major bilden.

4.3.2.1 Arterieller Bogen der Curvatura minor (Abb. 5a)

Dieser wird gebildet von:
— A. gastrica sinistra
— A. gastrica dextra.

Die A. gastrica dextra hat wie die A. gastrica sinistra zwei Endäste, die Anastomosen bilden. Diese Anastomosen sind variabel: Neben einer echten Verbindung können die beiden Arterienäste büschelartig auf dem Magen enden. Es ist nicht selten, daß nur die hinteren Äste anastomosieren.

4.3.2.2 Arterieller Bogen der Curvatura major

Dieser wird gebildet aus:
— den beiden Aa. gastroepiploicae,
— der A. gastroepiploica dextra, dem Endast der A. gastroduodenalis
— der A. gastroepiploica sinistra, die aus der A. lienalis meist kurz vor ihrer Aufteilung am Milzhilus entspringt.

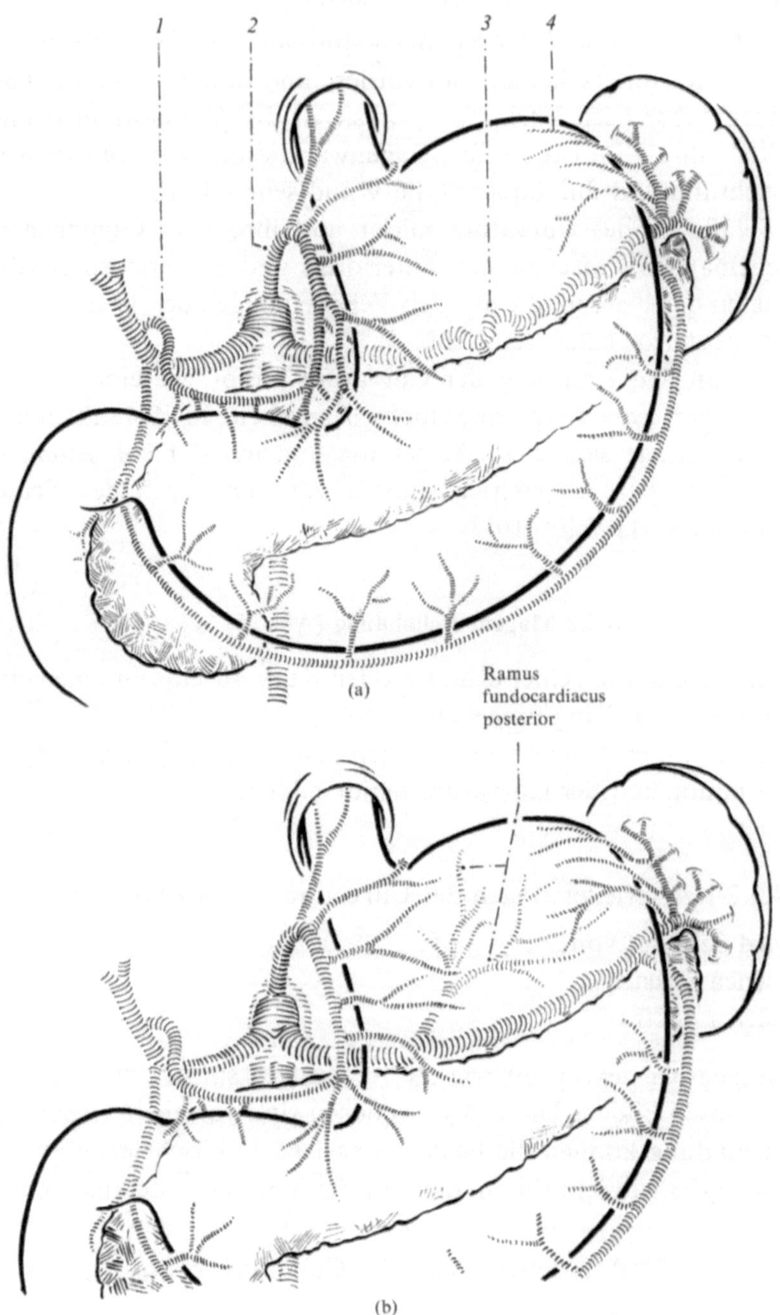

Abb. 5a u. b. *Gefäßversorgung des Magens.* (a) A. gastrica sinistra mit ihrem vorderen und hinteren Endast (nach Paturet u. Latarjet). *1* A. pylorica, *2* A. gastrica sinistra, *3* A. lienalis und *4* Rami gastrici breves. (b) A. gastrica sinistra mit einem einzigen Endast (nach angelsäschsichen Autoren). Existenz eines Ramus fundocardiacus posterior aus der A. lienalis (Paturet)

Die beiden Arterien können eine weite Anastomose bilden oder am Magen enden.

4.3.2.3 System der Rami gastrici breves

Der Magenfundus hat eigene Äste: die Rami gastrici breves. Diese beginnen verschieden häufig aus den Rami lienales der A. lienalis in Höhe des Milzhilus. Sie verlaufen im Lig. gastrolienale des Omentum majus zwischen Magen und Milz und erreichen dann die beiden Seiten des Fundus ventriculi.

4.3.2.4 Ramus fundocardiacus posterior (Abb. 5 b)

Er entspringt entweder nahe am Ursprung oder im retropankreatischen Teil der A. lienalis [6]. Er zieht unter dem Peritoneum parietale an der dorsalen Wand der Bursa omentalis nach oben, erreicht die Hinterseite des Magenfundus und versorgt Hinterwand und Kuppel des Fundus mit der Kardia.

Wie der Ramus fundocardiacus anterior, versorgt er Ösophagus, Kardia und Fundus, denn er gibt häufig einen aufsteigenden Ramus oesophageus ab. Für andere Autoren ist die hintere Fundusarterie nur ein kurzes, etwas größeres Gefäß, das sich auf der Hinterseite des Fundus verzweigt [8].

4.3.2.5 Versorgungsgebiete der Magengefäße

Nach Couinaud [1] wird die obere Hälfte des Antrum pylori von der A. gastrica dextra versorgt, die untere Hälfte von der A. gastroepiploica dextra, deren Ausbreitungsgebiet sich entlang der Curvatura major ungefähr bis zum mittleren Drittel des Magens erstreckt. Nur dieser letzte Teil anastomosiert in der Wand mit den Ästen der A. gastrica sinistra.

Die A. lienalis versorgt über die A. gastroepiploica sinistra die linken Anteile des Corpus ventriculi. Die A. gastrica sinistra versorgt die rechten Anteile. Die Grenze der beiden Gefäßgebiete liegt näher zur Curvatura major als zur Curvatura minor. Diese beiden Versorgungsgebiete kommunizieren weitgehend miteinander.

Dagegen sind die Versorgungsgebiete zwischen der rechten und linken A. gastroepiploica eindeutig unabhängig, und die Versorgung zwischen beiden überbrückt das Gebiet der A. gastrica sinistra. Die A. gastrica sinistra grenzt einerseits an das Endstromgebiet der A. lienalis, andererseits auch mit der A. gastroepiploica dextra an die Curvatura major.

4.4 Chirurgische Folgerungen

Die Stärke der Rami gastrici des vorderen und hinteren Latarjet-Nervs ist eindeutig zu dünn, um sie makroskopisch zu identifizieren. Ihre Durchtrennung erfordert eine vollständige Skelettierung der Curvatura minor.

Diese ist zusammen mit der Präparation der Vorder- und Hinterwand der Kardia nicht ohne Bedeutung für die Durchblutung des Magens.

Nach selektiver proximaler Vagotomie sind die Gefäßverbindungen des mittleren Teils des Magens vollständig durchtrennt.

Die Durchblutung des Fundus wird dann nur durch den Ramus fundocardiacus posterior sowie die Rami gastrici breves gewährleistet.

Literatur

1. Couinaud, C.: Anatomie de l'antre. In: L'antre gastrique. S. 5–9. Paris: Masson 1969.
2. Griffith, C.A.: Gastric vagotomy. Total abdominal vagotomy. Arch. Surg. **81**, 781–788 (1960).
3. Hedenstedt, S., Lundquist, G., Moberg, S.: Selective proximal vagotomy in treatment of duodenal ulcer. Acta chir. scand. **138**, 591–596 (1972).
4. Jackson, R.C.: Anatomic study of the vagus nerves with a technique of transabdominal selective gastric resection. Arch. Surg. **57**, 333–352 (1948).
5. Köster, K.H.: Distribution of vagus nerve branches in the region between hiatus and the cardia. The physiology of gastric secretion. S. 37. Oslo: Universitets Forlag und Baltimore: Williams and Wilkins 1968.
6. Paturet, G.: Traité d'anatomie humaine. Tome III, fascicule 1. Appareil circulatoire: p. 453–489. Paris: Masson 1958.
7. Pritchard, G.R., Griffith, C.A., Harkins, M.N.: A physiologic demonstration of the anatomic distribution of the vagal system to the stomach. Surg. Gynec. Obstet. **126**, 791 (1968).
8. Rouviere, H., Cordier, G., Delmas, A.: Anatomie humaine descriptive et topographique, Tome II. Paris: Masson 1962.
9. Testut, L., Latarjet, A.: Traité d'anatomie humaine. Tome IV. Appareil de la digestion: p. 188–258. Paris: Doin 1949.
10. Wertheimer, P.: L'innervation et l'énervation gastriques. Étude anatomique, expérimentale et clinique. Thèse Lyon 1922.

5. Physiologische Grundlagen

Die parasympathische Denervierung des Antrums wurde lange Zeit als Conditio sine qua non für den Erfolg der chirurgischen Behandlung der Ulkuskrankheit angesehen, wenn diese nicht in der Antrektomie bestand. Die selektive proximale Vagotomie erhält die antrale Innervation. Welchen Effekt hat dieser Eingriff auf die Magenmotilität und auf die antrale Gastrinproduktion?

5.1 Selektive proximale Vagotomie und Magenmotilität

Der Erfolg der Methode beruht auf zwei Voraussetzungen:
— vollständige Fundusdenervierung
— Erhaltung der Innervation und Motilität des Antrums.

5.1.1 Elektrische Aktivität des Magens

Diese kann durch innere und äußere digestive Elektromyographie untersucht werden. Die innere digestive Elektromyographie (Elektroden zur intrazellulären Aufzeichnung) zeigt zwei Formen der elektrischen Aktivitäten:

1. Ein elektrischer Basisrhythmus oder Fundamentalrhythmus, der in einem Wechsel der kontinuierlichen zyklischen Spannung besteht und unabhängig von der mechanischen Aktivität ist, deren Übertragung myogen ist und deren Frequenz von einem Schrittmacher bestimmt wird. Dieser wurde bis vor kurzem in Höhe der Kardia lokalisiert. In Wirklichkeit scheint er längs der großen Kurvatur an der Grenze zwischen dem oberen und den zwei unteren Dritteln zu liegen. Dieser Rhythmus überschreitet nicht den Pylorus. Seine Rolle besteht in einer Koordination der Aktivität der Muskelzellen.

2. Aktionspotentiale werden durch langsam fortschreitende Wellem übertragen, die die Frequenz bestimmen. Sie lösen muskuläre Kontraktionen aus, während der Basisrhythmus keine mechanische Wirkung hat. Nach Kelly und Codde wäre der Magen zu teilen längs einer Linie,

welche vom Schrittmacher an der großen Kurvatur bis zum Angulus der kleinen Kurvatur verläuft. Der oberhalb dieser Linie liegende Teil hat eine sehr schwache elektrische Aktivität, keinen elektrischen Rhythmus und keine peristaltische Möglichkeiten. Der darunter liegende Teil hingegen besitzt einen Basisrhythmus, Aktionspotentiale und eine starke Peristaltik.

Die äußere Elektromyographie des Verdauungstraktes beruht auf der Theorie der Vektoren und der Annäherung des Magens an einen elektrischen Dipol (Martin u. Thillier). Diese Untersuchungen haben unsere Kenntnisse der örtlichen und zeitlichen Abfolge der normalen elektrischen Magenaktivität begründet, wie sie durch Mahlzeiten ausgelöst wird und wie sie im Gegensatz zur dauernden Darmaktivität wieder verschwindet. Die Anwendung dieser Erkenntnisse beim Ulcus duodeni [13] hat folgende Feststellungen ermöglicht: Das Ulcus duodeni zeigt elektrophysiologische Besonderheiten, nämlich anormale präprandiale Hyperaktivität in Verbindung mit einer Desorganisation der elektrischen Magenaktivität. Die Vagotomie führt zu elektrophysiologischen Veränderungen. Eine inkomplette Vagotomie kann durch das Fortbestehen einer pathologischen elektrischen Kurve diagnostiziert werden. Diese neue Methode ist möglicherweise ein einfaches Verfahren, die intestinale Motilität global zu untersuchen und sogar die postoperative Kontrolle einer Vagotomie durchzuführen.

5.1.2 Motorische Aktivität des Magens

Im proximalen Magen spielen sich zwei Phänomene ab, die im wesentlichen seine Reservoirfunktion sichern: Nach dem Schluckakt kommt es durch eine vagale Stimulation zur Erschlaffung, verbunden mit einer spezifischen Erweiterungskapazität, die die Entleerung von Flüssigkeiten bewirkt. Die Entleerung von festen Nahrungsbestandteilen obliegt dagegen dem distalen Magen. In Wahrheit ist die Entleerungsfunktion dem Antrum zuzuschreiben, da seine besondere Motilität in Form systolischer Kontraktionen den peristaltischen Wellenbewegungen des Magenkorpus gegenübersteht und distal auf das Duodenum gerichtete Kontraktionen zeigt.

Die Bedeutung des Pylorus bei der Magenentleerung ist noch in Diskussion.

Passiv: Der Druckgradient zwischen Antrum und Duodenum bestimmt die Passage des Mageninhalts über den Pylorus. Der Pylorus ist nur eine distale Verstärkung des Antrummuskels, mit dem er die motorische Aktivität teilt.

Aktiv: Durch die Erschlaffung des Sphinkters wird der Widerstand am Pylorus vermindert und erlaubt so die Entleerung. Das Antrum spielt eine bedeutende Rolle in der Entleerung von festen Speisen. Die Regulierung der Magenentleerung wird nicht durch das Spiel eines autonomen Pylorussphinkters bestimmt, sondern durch den Ablauf eines komplexen Mechanismus, der von der motorischen Aktivität des Antrums und Duodenums abhängt.

5.1.3 Vagotomie und Motilität

Die Vagotomie stört den elektrischen Basisrhythmus, indem sie ektopische Schrittmacher in Bewegung setzt, von denen langsame Wellen ausgehen, deren Amplitude, Schnelligkeit und Ausbreitungsrichtung anormal sind. Der Basisrhythmus ist im Fundusbereich normal, während er im Antrum erheblich gestört ist. Diese elektrischen Aktivitätsstörungen sind kurzfristig und verschwinden nach einigen Monaten.

Die Vagotomie hemmt in der Regel
— den Tonus
— die Peristaltik
— die Magenentleerung.

So entstehen erhebliche Störungen: Aufhebung der Antrumperistaltik, Pylorospasmus, Hypotonie, durch die eine Magenstase mit folgender reaktiver Acidität hervorgerufen wird. Die vollständige Vagotomie macht eine Drainageoperation unerläßlich. Sowohl tierexperimentelle Untersuchungen als auch die ersten Ergebnisse beim Menschen scheinen zu bestätigen, daß die Vagotomie ohne Drainage beim Menschen möglich ist, wenn die antrale Innervation und Motilität erhalten bleiben. Griffith und Harkins [6] konnten 1957 beim Hund eine partielle gastrale Vagotomie ohne Drainage durchführen; die Erhaltung der Antruminnervation hat das Auftreten einer Magenstase verhindert.

Amdrup und Griffith [1, 2] sowie Griffith und Harkins [6] haben 1969 die Versuche von Harkins in abgewandelter Form wieder aufgenommen und die Bedeutung der Abgrenzung zwischen Antrum und Fundus unterstrichen, von der die Wirksamkeit der Vagotomie abhängt.

Eine zu weitgehende Denervierung bewirkt eine Stase. Wenn die Präparation zu knapp gehalten wird, bleibt die Vagotomie unvollständig. Zahlreiche vergleichende Studien über die Folgen der drei Arten der Vagotomie auf die elektrische und motorische Aktivität des Magens wurden veröffentlicht. Nach trunkulärer Vagotomie ist der elektrische Rhythmus eindeutig verändert, mit niedriger Amplitude und seltenen Aktionspotentialen und verlangsamter motorischer Aktivität. Nach selektiver proximaler Vagotomie ist die elektrische Aktivität nur gering verändert, die Aktionspotentiale haben eine normale Frequenz.

Nach selektiver Vagotomie liegen die Störungen zwischen diesen beiden Extremen.

Für Stoddard et al. [18] ist die Veränderung der elektrischen Aktivität des Antrums eine Folge der antralen Denervation. Wilbur und Kelly [20] kommen zu den gleichen Schlußfolgerungen. Auch wenn die selektive proximale Vagotomie nicht ohne Wirkung auf die Motilität ist, bewahrt sie diese jedoch eindeutig am besten. Sie erhält als einzige die terminalen antralen Kontraktionen und verlangsamt nicht die Entleerung von festen Nahrungsstoffen. Hingegen glauben Kelly und Kennedy [9], daß durch das Weglassen einer Drainageoperation nach selektiver proximaler Vagotomie, bei der es keine terminale antrale Kontraktion gibt, die Antrumbremse unterdrückt wird. Monge und Salducci stellten nach intraoperativer Implantation von gastralen Mikroelektroden nach selektiver proximaler Vagotomie fest, daß die antrale Aktivität und die elektrische Synchronizität im Antrum-Pylorus-Duodenum-Bereich forbesteht, während es nach trunkulärer und selektiver Vagotomie zu einer eindeutigen Dysfunktion kommt.

Die Nn. vagi spielen zweifellos eine wichtige Rolle in der Anpassung des Magens an die Distension. Die selektive proximale Vagotomie stört diese motorische Distensionsfunktion des Fundus. Aune und Staddas [3] stellen beim Vergleich der Veränderungen der Motilität beim Hund nach totaler und partieller Vagotomie fest, daß die Peristaltik nach partieller Vagotomie gut erhalten bleibt, während der intragastrale Druck nach beiden Vagotomieformen der gleiche bleibt. Auch wenn es abschließend nicht möglich ist zu beobachten, daß die selektive proximale Vagotomie keine Folgen auf die elektrische Aktivität und Motilität besonders des Antrums hat, erlauben die verschiedenen Untersuchungen die Feststellung, daß sie unter den verschiedenen Formen der Vagotomie die Motilität eindeutig am wenigsten stört. In jedem Fall erlauben die geringen Störungen das Weglassen einer gleichzeitigen Drainageoperation. Zwei Tatsachen machen jedoch theoretisch eine gewisse Zurückhaltung erforderlich: das Verschwinden der Distensionsfähigkeit des Fundusanteils und die Aufhebung der antralen Bremse.

5.2 Selektive proximale Vagotomie und Sekretion

Für die Sekretion von Säure und Pepsin sind neben der Parietalzellmasse die neurale und hormonale Auslösung verantwortlich, ohne daß es mög-

lich ist, diese Mechanismen zu trennen, da sie einander beeinflussen.
Der vagale Einfluß auf die Magensekretion geschieht:
1. direkt an der Parietalzelle. Dieser Einfluß allein kann als schwach
   oder vernachlässigbar betrachtet werden
2. indirekt und hauptsächlich über die Vermittlung des hormonalen Ga-
   strinmechanismus.

Die vagale Freisetzung von Gastrin ist für 30–50% der totalen Ga-
strinsekretion verantwortlich. Die vagalen Fasern haben eine direkte sti-
mulierende Wirkung auf die Gastrinzellen und sie bewirken eine Sensibili-
sierung dieser Zellen für Nahrungsstimulation. Außerdem besitzt der
Vagus einen sensibilisierenden Einfluß auf die Parietalzelle für die Wirkung des Gastrins. Diese vagale humorale Wirkung durch gegenseitige
Potenzierung unterstreicht die Bedeutung des Gastrins.

Gastrin

Dieses Polypeptidhormon, dessen terminale Molekülkette (4 Aminosäu-
ren) alle biologischen Wirkungen hervorruft, wird hauptsächlich in den
G-Zellen der antralen Schleimhaut und im proximalen Duodenum gefunden. Seine Hauptwirkung besteht in einer Stimulation der Säuresekretion
durch die Parietalzellen. Seine Wirkung ist einmal direkt acetylcholinähn-
lich, zum anderen wahrscheinlich indirekt über neurale Stimulation. Seine
Freisetzung hängt von stimulierenden Faktoren ab, nämlich physikalischen (Distension des Magens durch Nahrungsmittel) und chemischen
(Kalzium, Glycin und Produkte der Getreideverdauung), deren Wirkung
über chemische Vermittler (Acetylcholin) geschieht. Der inhibierende Faktor besteht in einem klassischen „feed back"-Mechanismus: Die als Antwort auf die Gastrinproduktion freigesetzte Säure vermehrt zunächst
und inhibiert dann ab einer bestimmten Höhe die Freisetzung ihres eigenen Stimulans.

Duodenalhormone

Die Duodenalhormone, die die Säuresekretion inhibieren, werden durch
den Kontakt eines Nahrungsmittelbolus mit der Duodenalschleimhaut
freigesetzt. Dieser Mechanismus ist anscheinend cholinergisch. Die Säue-
rung des Duodenalinhaltes setzt zweifellos mehrere Hormone frei, wor-
unter das Sekretin am wichtigsten ist. Der Gehalt an Fettsäuren löst
die Sekretion von Cholezystokinin aus. Hypertone Lösungen inhibieren
gleichfalls die Magensekretion vermutlich durch die Freisetzung eines
bisher unbekannten Hormons. Die selektive proximale Vagotomie redu-

ziert die Säuresekretion, indem sie die direkte vagale Stimulation der Parietalzellen verhindert und über cholinergische Mediatoren die Ansprechbarkeit der Parietalzellen auf verschiedene Stimuli, z.B. Nahrungsmittel und besonders Gastrin, unterdrückt. Dagegen wird durch die erhaltene antrale vagale Innervation die Freisetzung von Gastrin nicht unterbunden und die chemischen und physikalischen Auslöser der antralen Gastrinfreisetzung werden nicht beeinträchtigt.

5.3 Selektive proximale Vagotomie und hormonelle Regulation

Die Probleme, die durch die vagal-hormonale Wechselwirkung, durch die Bedeutung der hormonellen Gastrinregulierung, durch die Unsicherheit in der Ulkuspathogenese entstehen, erklären die zahlreichen Untersuchungen und die Aufmerksamkeit, die zur Zeit dem Gastrin gewidmet werden. Eine allgemeine Aussage über die Wirkung der Vagotomie auf die Gastrinämie ist schwierig.

Nach Korman et al. [10, 11] führt die Durchtrennung der vagalen Fasern bei trunkulärer Vagotomie zur Freisetzung eines zusätzlichen extragastrischen Gastrins. So kann man eine eindeutige Hypergastrinämie nach trunkulärer Vagotomie feststellen. Durch eine selektive Vagotomie wird dieses zusätzliche Gastrin nicht freigesetzt. Wenn man tatsächlich nach einer selektiven Vagotomie eine eindeutige Hypergastrinämie beobachtet, die über dem präoperativen Wert liegt, ist der Spiegel dennoch niedriger als nach einer trunkulären Vagotomie.

Die Schlußfolgerungen von Stern und Walsh [17] stimmen mit denen von Korman et al. überein. Theoretisch kommt es nach Vagotomie durch Verhinderung der cholinergischen Stimulation zu einem Absinken des Gastrinspiegels. Gleichzeitig tritt eine Erhöhung des Gastrinspiegels durch eine Verminderung der Magenacidität ein. Offensichtlich dominiert der erste Faktor beim Hund, der zweite beim Menschen.

Diesen Beobachtungen stehen die Untersuchungen von McGuigan und Trudeau [12] entgegen, die keine Veränderung des Gastrins nach trunkulärer Vagotomie mit Pyloroplastik fanden. Diese Autoren glauben nicht, daß das Absinken der Säure durch eine Erniedrigung des Gastrinspiegels auf vagalem Wege zustande kommt, sondern durch andere Mechanismen, die eher die Empfindlichkeit der Parietalzellen auf Gastrin beeinflussen. Außer den wenigen Veröffentlichungen, die oben zitiert wurden, glaubt die Mehrheit der Autoren, daß die trunkuläre Vagotomie den Gastrinspiegel beim Menschen eher erhöht als erniedrigt. Diese Tatsache ist eindeutig klinisch wichtig. Sie läßt vermuten, daß die vagale Denervation des Antrums nicht nötig ist. Wir haben gesehen, daß die Freisetzung des antralen Gastrins durch einen komplexen Mechanismus zustande kommt, der gleichzeitig eine direkte Wirkung von Sekretagoga, intramuralen kurzen Reflexbögen und vagalen Einflüssen beinhaltet. Die selektive proximale Vagotomie beeinflußt diese letzten Faktoren nicht.

Welche weiteren Argumente können die Erhaltung der Antruminnervation rechtfertigen?

— Die Freisetzung des Gastrins durch eine vagale Antrumstimulation ist quantitativ unbedeutend.

— Die Freisetzung des Gastrins durch mechanische und chemische Stimulation wird nach vagaler Denervation des Antrums beim Hund nicht herabgesetzt [7].

— Die Empfindlichkeit der denervierten Parietalzellen für Gastrin wird durch die Durchtrennung der extragastralen Äste des Vagus erhöht [8]. Dieser Punkt ist wichtig, denn er läßt die Möglichkeit eines inhibierenden Faktors vermuten, der durch vagale Fasern kontrolliert wird, die bei einer selektiven proximalen Vagotomie erhalten werden. Diese Tatsache wurde beim Hund nachgewiesen.

— Auch wenn der antrale Inhibitionsmechanismus nach Vagotomie vielleicht zu vernachlässigen ist, haben die neuesten Studien [4, 19, 21] auf die Notwendigkeit hingewiesen, die neuralen Verbindungen zu erhalten, damit die antrale Inhibition fortbesteht.

— Die wichtigste Feststellung ist dennoch, daß die Vagotomie des Fundus, auch wenn es eine Hypergastrinämie bei der Erhaltung des innervierten Antrums gibt, die Empfindlichkeit der Parietalzellen auf alle Stimuli und besonders auf das Gastrin vermindert. Nach selektiver proximaler Vagotomie ist die Wirkung des Gastrins aus dem innervierten Antrum ausgelöscht und ohne Bedeutung [14, 15].

5.4 Vagotomie und Gallenwege

Nach trunkulärer Vagotomie kommt es zu einer Erweiterung der Gallenblase und auf einer Verlangsamung der Gallenentleerung (Johnston und Boyden). Ihre lithogene Wirkung [5] wird durch eine Verminderung des Gallenblasentonus, eine Erschlaffung des Sphinkters Oddi, eine Verminderung des Gallenflusses und Veränderungen in der Zusammensetzung der Galle hervorgerufen (McKelvey, Tantury, Ivy u. Imberg). Dies alles sind funktionelle Folgen der Durchtrennung der Nn. hepatici.

Parkin et al. [16] vergleichen die Wirkungen der drei Formen der Vagotomie auf die Gallenblase: Nur die trunkuläre Vagotomie führt zu einer Gallenblasendilatation. Nach selektiver Vagotomie und selektiver proximaler Vagotomie sind Volumen und Motilität nicht verändert. Die selektive und selektive proximale Vagotomie haben eine eindeutig geringere lithogene Wirkung, auch wenn Johnston dies für eine Spekulation hält.

5.5 Vagotomie und Pankreas

Die Aussagen der Literatur über die Wirkung der Vagotomie auf die exokrine Sekretion sind widersprüchlich: Vermehrung wird ebenso diskutiert wie Verminderung oder Gleichbleiben (Dreiling, 1952; Fields und Duthie, 1965; Holmquist und Colleen, 1965). Nach selektiver Vagotomie und selektiver proximaler Vagotomie erhöht die vagale Stimulation durch insulinbedingte Hypoglykämie die enzymatische Sekretion (McKelvey).

5.6 Schlußbemerkungen

Als Abschluß dieser absichtlich gedrängten physiologischen Übersicht kann man bestätigen, daß die theoretische Basis der selektiven proximalen Vagotomie experimentell wohl fundiert ist:
— Die Erhaltung der antralen Innervation läßt die motorische und elektrische Aktivität des Antrums intakt.
— Die Erhaltung der vagalen Stimulation und des Gastrins führt nur zu einer unbedeutenden Hypergastrinämie.

Die Klinik bestätigt die Vorteile der selektiven proximalen Vagotomie: Eine ausreichende Magenentleerung ist möglich, die Verminderung der Säure ist ausreichend, eine beunruhigende Hypergastrinämie besteht nicht.

Literatur

1. Amdrup, B.M., Griffith, C.A.: Selective vagotomy of the parietal cell mass. Part I: With preservation of the innervated antrum and pylorus. Ann. Surg. **170**, 207–214 (1969).
2. Amdrup, B.M., Griffith, C.A.: Selective vagotomy of the parietal cell mass. Part II: With suprapyloric mucosal antrectomy and suprapyloric antral resection. Ann Surg. **170**, 215–220 (1969).

3. Aune, S., Staddas, J.: Gastric disturbances after parietal cell vagotomy. 9ème Congrès International de Gastroentérologie. Paris 1972.
4. Castella, H.: Gastric inhibition by an antral reflux. Brit. J. Surg. **55**, 150 (1968).
5. Cowie, A.G.A., Clark, C.G.: The lithogenic effect of vagotomy. Brit. J. Surg. **59**, 365–367 (1972).
6. Griffith, C.A., Harkins, H.N.: Partial gastric vagotomy: an experimental study. Gastroenterology **140**, 259–264 (1957).
7. Holle, F., Bauer, H., Holle, G., Klemp, I., Konz, B., Lisser, J., Poetsch, H.: Zur Theorie und Praxis der selektiven proximalen Vagotomie (S.P.V.) und Pyloroplastik. Bull. Soc. int. Chir. **31**, 90–99 (1972).
8. Jordan, P.H.: Parietal cell vagotomy without drainage. Early evaluation of results. Arch. Surg. **108**, 434–441 (1974).
9. Kelly, J.M., Kennedy, T.L.: Does highly selective vagotomy preserve antral motility? Gut **12**, 866 (1971).
10. Korman, M.G., Hansly, J., Coupland, A.C., Cumberland, V.W.: Serum gastrin in duodenal ulcer. Part IV. Effect of selective gastric vagotomy. Gut **13**, 163–165 (1972).
11. Korman, M.G., Hansky, J., Scott, P.R.: Serum gastrin in duodenal ulcer. Part III. Influence of vagotomy and pylorectomy. Gut **13**, 39–42 (1972).
12. McGuigan, J.E., Trudeau, W.L.: Serum gastrin levels before and after vagotomy and pyloroplasty or vagotomy and antrectomy. New Engl. J. Med. **286**, 184–188 (1972).
13. Murat, J., Bertrand, J., Crassas, Y., Martin, A., Thillier, J.L.: Contrôle post-opératoire de la vagotomie par l'électrogastroentérographie. Chir. **99**, 701–710 (1973).
14. Nyhus, L.M.: The role of the antrum in the surgical treatment of peptic ulcer. Gastroenterology **38**, 21 (1960).
15. Nyhus, L.M. (Rapport de L.F. Hollender): Expérience et perspectives d'avenir de la vagotomie. Chir. **100**, 271–277 (1974).
16. Parkin, G.J., Smith, R.B., Jonston, D.: Gall bladder volume and contractility after truncal, selective and highly selective (parietal cell) vagotomy in man. Ann. Surg. **178**, 581–586 (1973).
17. Stern, B.H., Walsh, J.H.: Gastrin release in post-operative ulcer patients: evidence for release of duodenal gastrin. Gastroenterology **64**, 363–369 (1973).
18. Stoddard, C.J., Brown, B.H., Whittaker, G.E., Waterfall, W.E., Duthie, H.: Effects of varying the extent of vagotomy on the myoelectrical and motor activity of the stomach in man. Brit. J. Surg. **60**, 307 (1973).
19. Wheeler, M.H., Prescott, R.J., Forrest, A.F.M.: The effect of antral acidification on acid secretion stimulated by pentagastrin. Brit. J. Surg. **60**, 197–200 (1973).
20. Wilbur, B.G., Kelly, K.A.: Effect of proximal gastric, complete gastric, and truncal vagotomy on canine gastric electric activity, motility and emptying. Ann. Surg. **178**, 295–303 (1973).
21. Williams, C.B., Forrest, A.P.M.: Antral inhibition of gastric secretion. Brit. J. Surg. **55**, 388 (1968).

6. Technik

Die selektive proximale Vagotomie beinhaltet
— die Durchtrennung sämtlicher sezernierender Fasern, die vom N. vagus zur Fundusregion des Magens ziehen, d.h. eine vollständige Denervation des säuresezernierenden Fundusanteils
— die Erhaltung der anatomischen Integrität der motorischen Nerven der Antrum-Pylorus-Region, d.h. der hinteren und vorderen Nerven von Latarjet und des pyloroduodenalen Stiels, der vom N. gastrohepaticus ausgeht.

Praktisch wird dies durch eine vollständige Skelettierung der kleinen Kurvatur mit Durchtrennung der Nerven in Höhe der Vorder- und Hinterseite der Kardia verwirklicht (Abb. 6). Wir glauben, daß zwei zusätzliche Faktoren berücksichtigt werden müssen: Der eine ist ein operationstechnischer, der zweite ein theoretischer Aspekt der Methode:
— Die Abgrenzung zwischen Antrum und Fundus ist bedeutungsvoll.
— Zur Sicherung der Vollständigkeit der Vagotomie sind intraoperative Kontrolltests nützlich.

In dieser Reihenfolge wird die Operationstechnik der selektiven proximalen Vagotomie beschrieben, wie wir sie z.Z. anwenden. Es handelt sich um eine Darstellung unserer Methode, die das Resultat der aufeinanderfolgenden Veränderungen im Verlauf der letzten 4 Jahre ist. Damals begannen wir mit einer bereits früher beschriebenen Technik [19, 20]. Anschließend stellen wir die Varianten anderer Autoren dar und diskutieren sie.

6.1 Unsere derzeitige Technik

Sie beinhaltet außer der Durchtrennung des Nervs auch die Sicherung der Vollständigkeit der Vagotomie durch Burge-Test und die endogastrale pH-Messung.

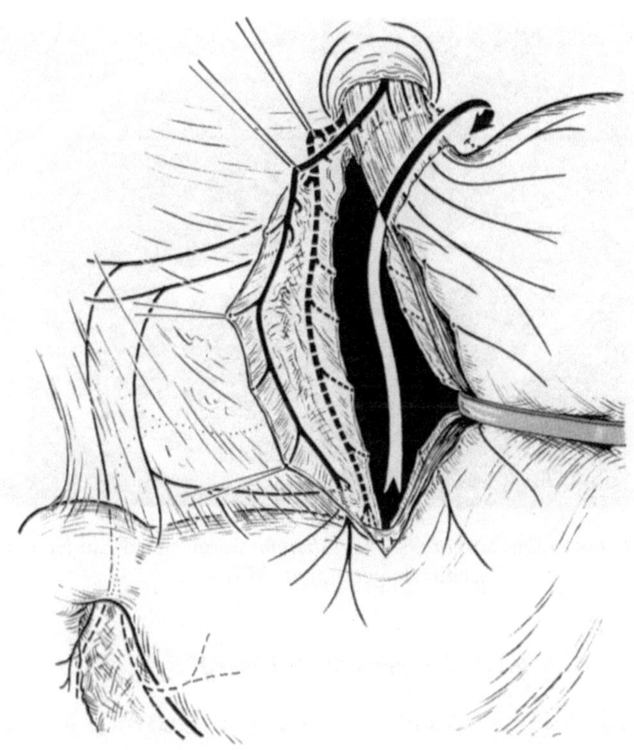

Abb. 6. *Prinzip der selektiven proximalen Vagotomie.* Skelettierung der kleinen Kurvatur und Dissektion der Vorder- und Hinterseite der Kardia

6.1.1 Vorbereitung

Zur Prämedikation des Kranken darf kein Vagolytikum von der Art des Atropins oder ein Atropinabkömmling verwendet werden, um die Magenfunktion sicher bestimmen und Sekretion und Motilität vor und nach Vagotomie prüfen zu können. Nach der Einleitung wird eine Magensonde aus Plastik, die mit einem spindelförmigen Ösophagusballon armiert ist, in den Ösophagus eingeführt und in den Magen geschoben. Durch diese Magensonde wird eine pH-Sonde geführt, an deren Ende eine kombinierte Meßelektrode befestigt ist (Abb. 7).

Mit Beginn der Inzision wird Pentagastrin infundiert. Dieses wird nach den Vorschlägen von Grassi so eingestellt, daß eine Ampulle von 500 pg in 500 ml 5%iger Glukose mit einer Geschwindigkeit von 0,02 γ/kg/min einläuft. Um einen konstanten Spiegel dieser Infusion zu erhalten, sollte sie von anderen Infusionen getrennt zugeführt werden.

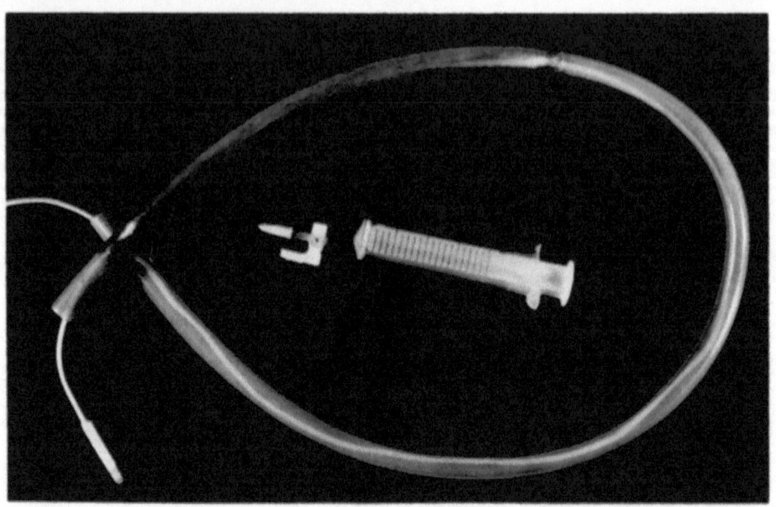

Abb. 7. *Magensonde mit aufblasbarem Ösophagusballon,* durch deren Lumen eine pH-Meßelektrode geschoben wird

6.1.2 Der eigentliche Eingriff

Der Kranke wird in Hyperextension auf einem Kissen gelagert, um die
Oberbauchregion gut zu extendieren. Die Inzision wird median zwischen
Xiphoid und Nabel vorgenommen. Besonders bei adipösen Patienten
kann es notwendig werden, den Schwertfortsatz zu entfernen oder die
Inzision links am Nabel weiterzuführen. Es wird dann ein Retraktionsha-
ken nach Olivier oder Rochas eingelegt, die eine gute Exposition der
Kardia und des Magens ermöglichen.

6.1.2.1 Erster Schritt: Austastung

Nachdem alle Intestionalorgane beurteilt wurden, werden Magen, Duodenum und Pankreas untersucht, und es wird entschieden, ob eine selektive proximale Vagotomie möglich und zweckmäßig ist. Da im Verlauf
des Eingriffs häufig am Magen gezogen werden muß, werden zu Beginn
die möglichen Folgen dieser Zugwirkung auf die Milz geprüft. Ihre Lage,
Größe und das Verhältnis zu Ösophagus und großer Kurvatur werden
festgestellt.

Sämtliche Adhäsionen zwischen der großen Kurvatur und der Milz-
kapsel werden vorsichtig durchtrennt. Starker Zug am Magen spannt
das Lig. gastrolienale oder die Anheftungen der Milz am Zwerchfell an
und kann so ein subkapsuläres Milzhämatom hervorrufen. Eine Splenek-

tomie sollte unserer Meinung nach unbedingt vermieden werden. Wir
werden später unsere Gründe dafür darlegen. Zu Beginn des Eingriffs
wird ein Tuch zum Schutz in die Milzloge eingelegt.

6.1.2.2 Zweiter Schritt: Bestimmung der Antrum-Fundus-Grenze, Beginn der Dissektion

Die anatomischen Gegebenheiten

In Höhe der kleinen Kurvatur. Der vordere Hauptnerv ist im allgemeinen
(außer bei adipösen Patienten) unter dem vorderen Blatt des kleinen
Netzes in einem Abstand von 1–2 cm von der kleinen Kurvatur sichtbar.
Das Erkennen seiner Endaufzweigungen wird durch einen Zug am Magen
nach unten und links erleichtert. An diesem Punkt entscheidet sich, ob
die Antruminnervation erhalten bleibt. Die Dissektion beginnt direkt
links und oberhalb der antralen Äste.

In Höhe der großen Kurvatur. Die Stelle, an der die A. gastroepiploica
dextra mit der A. gastroepiploica sinistra anastomosiert, kann mit der
Antrum-Fundus-Grenze übereinstimmen. Couinaud [9] stellt die Frage,
ob sich nicht das Versorgungsgebiet der A. gastroepiploica dextra entlang
der großen Kurvatur, genau bis zur Grenze des Antrums erstreckt?

Ruding und Hirdes benutzten 1963 bei ihrer Arbeit über die Antrumgrenze die Vereinigung der beiden Aa. gastroepiploicae an der großen
Kurvatur als Ausgangspunkt.

Für Larson [27] ist die Entfernung zwischen der Antrum-Fundus-
Grenze und dem Pylorus an großer und kleiner Kurvatur gleich. Für
Hedenstedt stimmt die Antrum-Fundus-Grenze mit dem ersten Magenast
der A. gastroepiploica dextra überein.

Die physiologischen Gegebenheiten

Die Elektrode der pH-Sonde wird tief in die Magenschleimhaut gepreßt
(Abb. 8a). Der pH-Wert wird in verschiedenen Höhen entlang der kleinen
Kurvatur vom Antrum aufsteigend gemessen. Die Antrum-Fundus-
Grenze zeigt sich an einem abrupten Übergang von einem alkalischen
(Antrum) zu einem sauren pH (Fundus) (Abb. 8b). Der gleiche Sprung
im pH-Wert muß an der großen Kurvatur festgestellt werden. Anschlie-
ßend wird das endogastrale pH in der gesamten Fundusregion untersucht.
Nach Larson [27] gibt es eine direkte Beziehung zwischen der intraoperati-
ven maximalen Sekretion und dem Magen-pH.

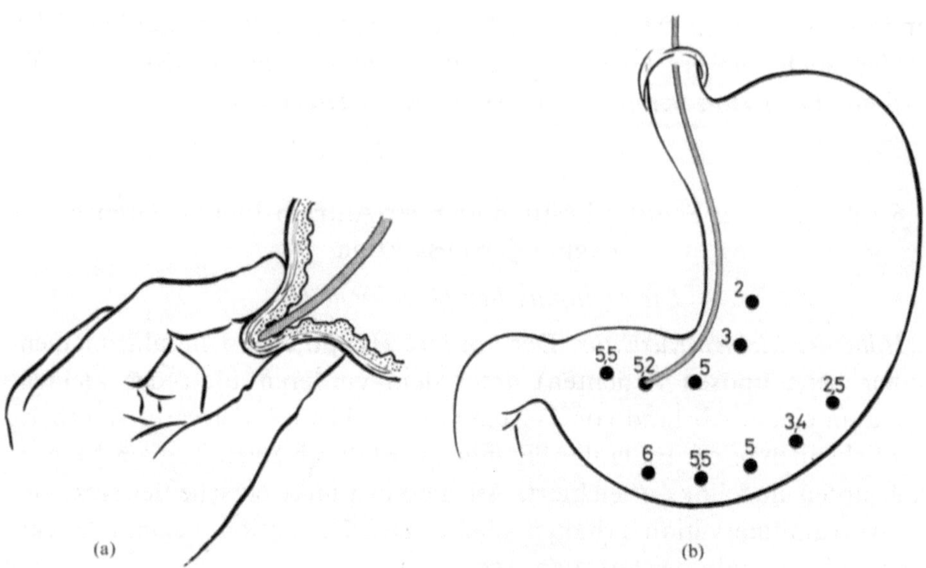

Abb. 8a u. b. *pH-Messung im Magen.* (a) Pressen der pH-Meßelektrode in die Magenschleimhaut. (b) Sprung des pH-Werts an der Antrum-Fundus-Grenze

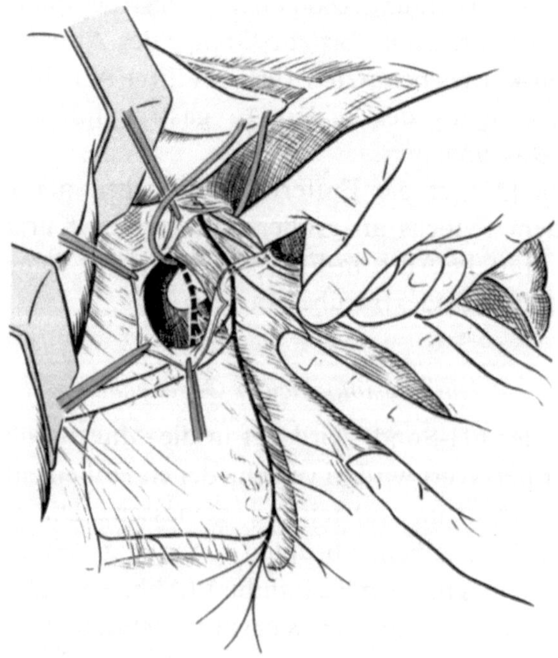

Abb. 9. *Einlegen eines Zügels um den Ösophagus* unter Aufladen der Trunci vagales anterior
et posterior oberhalb der Abzweigung der Leberäste. (Nach Burge, Farthmann, Grassi,
Hedenstedt, Hollender, Schreiber u. Tanner: Vagotomie, Abb. 2, S. 45. Stuttgart: Thieme
1976)

6.1.2.3 Dritter Schritt: Tests vor der Vagotomie

Nach Durchtrennung der vorderen serösen Schicht und nachdem die
Membran von Laimer-Bertelli nach oben geschoben wurde, wird ein
Zügel von links nach rechts hinter dem abdominellen Ösophagus oberhalb der Leberäste des linken Vagus durchgezogen. Es muß darauf geach-
tet werden, daß der hintere N. vagus auch aufgeladen wird (Abb. 9).

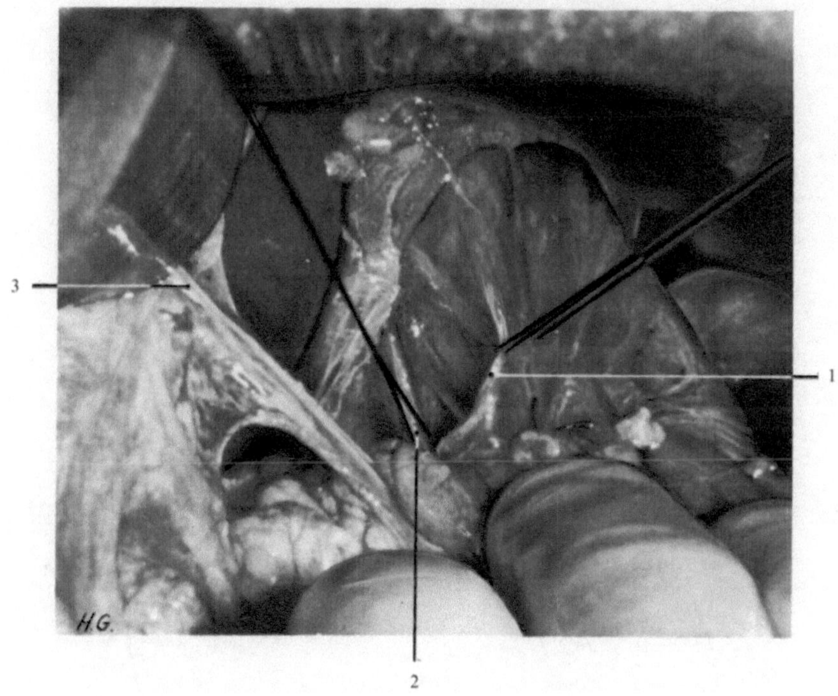

Abb. 10. *Hohe Dissektion am Ösophagus.* Die Trunci vagales anterior *1* et posterior *2*
sind mit Fäden angeschlungen. Die Leberäste *3* von Burge sind deutlich sichtbar (Photo
von H. Gallin)

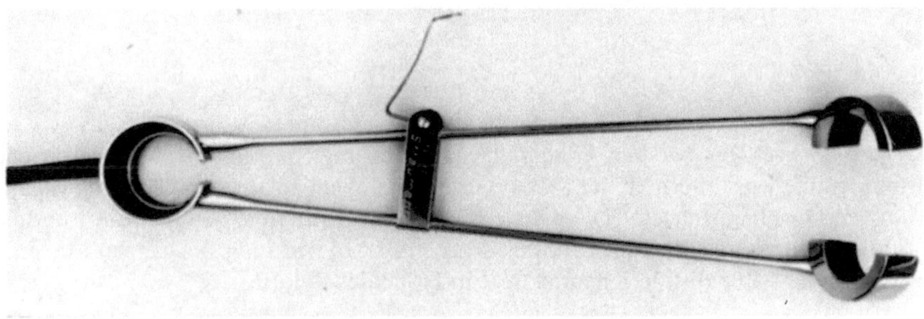

Abb. 11. *Elektrische Stimulationsklemme von Burge*

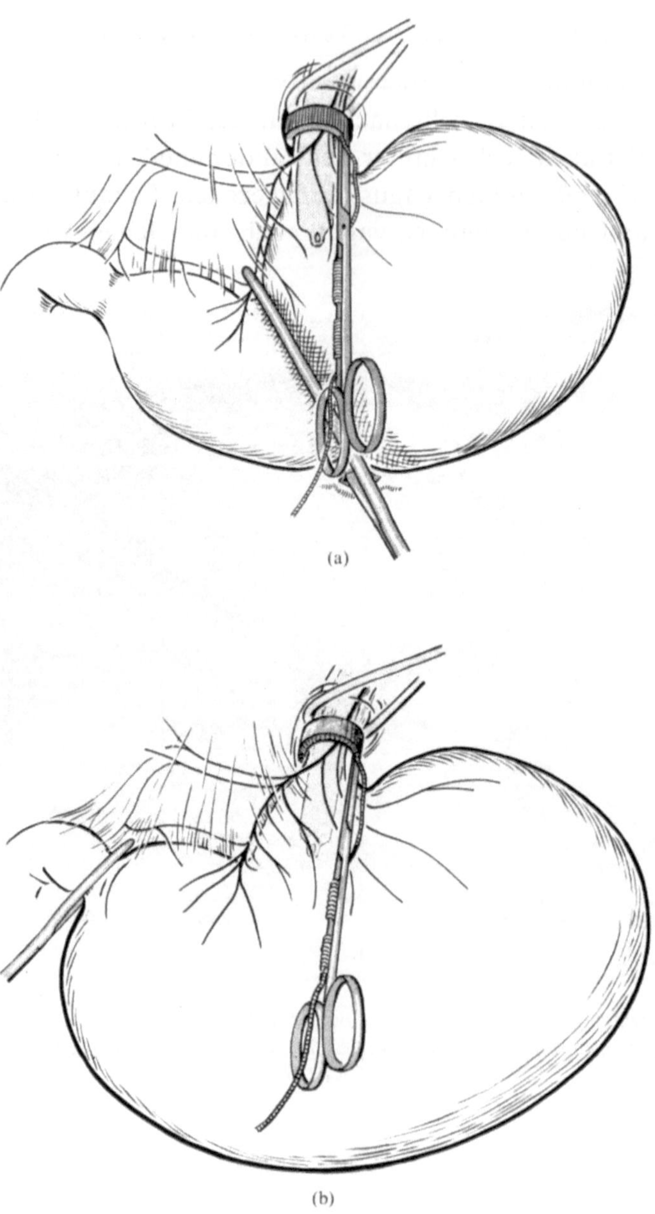

Abb. 12a u. b. *Burge-Test vor der Vagotomie*. (a) Messung im Fundus. Die elektrische Stimulationsklemme wird oberhalb der Abzweigung der Leberäste aus dem Truncus vagalis anterior um den Ösophagus gelegt. Die distale Klemme liegt in Höhe der Antrum-Fundus-Grenze, die zuvor durch pH-Messung ermittelt worden ist. (b) Messung des ganzen Magens: Die distale Klemme liegt in Höhe des Pylorus

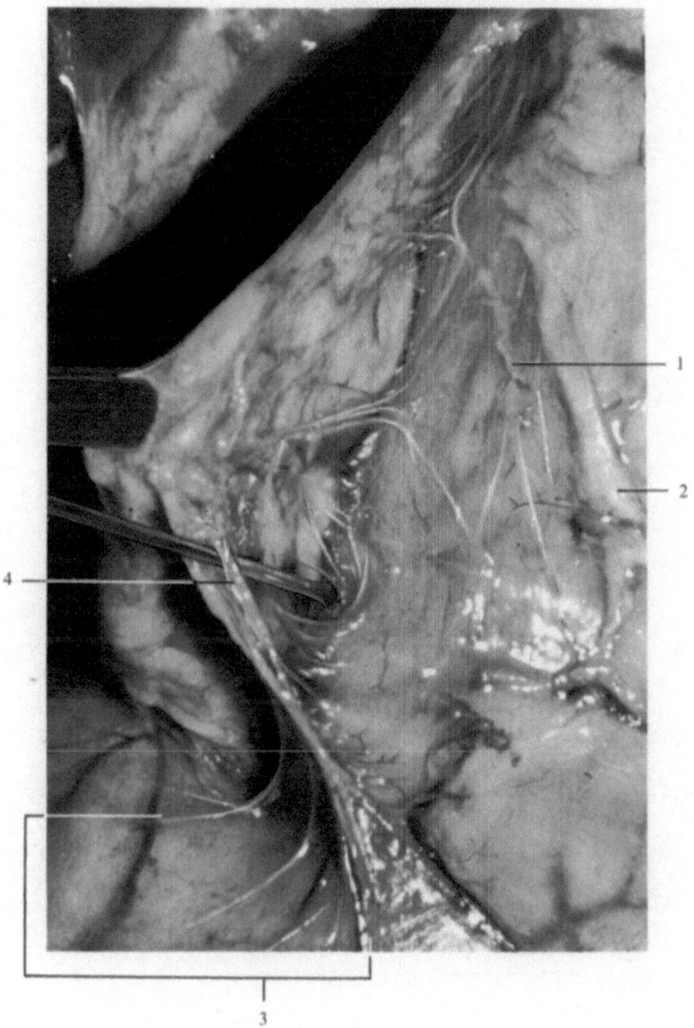

Abb. 13. *Vorderer Latarjet-Nerv an der kleinen Kurvatur, nach rechts gezogen.* Sichtbarma-
chung der in die Magenwand eintretenden Gefäß- und Nervenäste (Präparat und Photo
von I. Schaumburg). *1* Magen ohne Serosa, *2* Schnittkante des vorderen Blattes des kleinen
Netzes, *3* Äste des „Krähenfußes" und *4* vorderer Latarjet-Nerv

Die zwei Nn. vagi werden mit einem Faden angeschlungen (Abb. 10).
Die elektrische Klemme von Burge (Abb. 11) wird um den Ösophagus
herumgelegt. Sie muß den hinteren Vagus miteinschließen. Die Tests
vor der Vagotomie werden durchgeführt (Abb. 12a und b). Wir werden
das Prinzip, dessen Abwandlungen und Ergebnisse später darstellen.

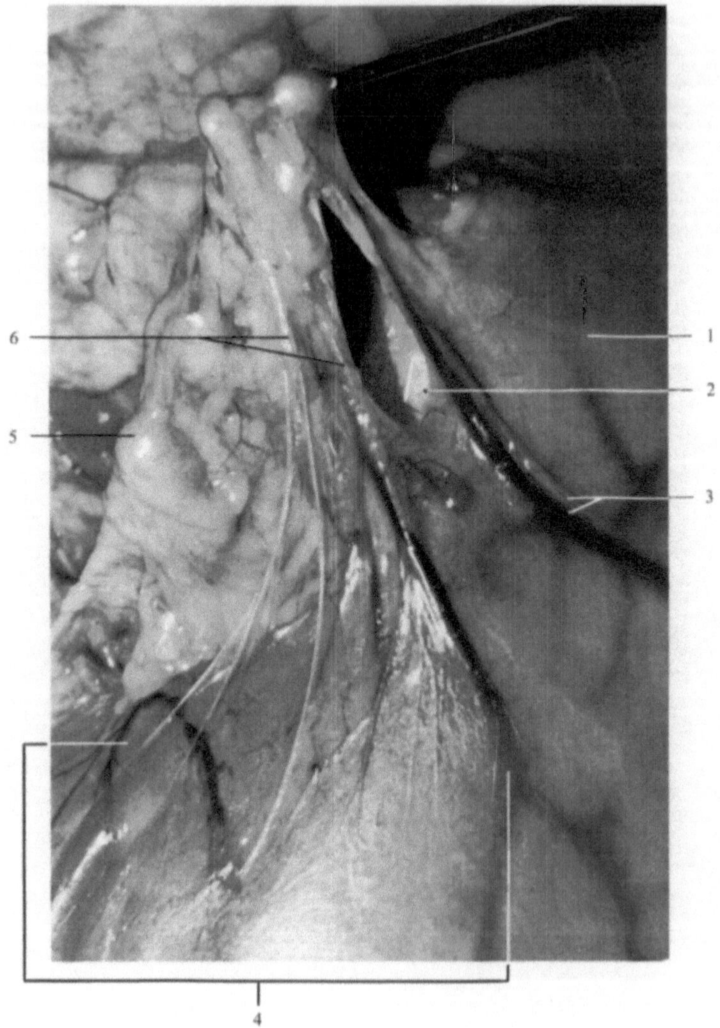

Abb. 14. *Krähenfuß des Latarjet-Nervs an der oberen Antrumgrenze 7 cm oberhalb des Pylorus* (Präparat und Photo von I. Schaumburg). *1* Magen, *2* Öffnung im vorderen Blatt des kleinen Netzes, *3* untere Äste der A. gastrica sinistra und des vorderen Latarjet-Nervs, *4* Äste des „Krähenfußes" und *6* Aufteilung des Latarjet-Nervs in die Äste des „Krähenfußes", *5* kleines Netz

6.1.2.4 Vierter Schritt: Die eigentliche Vagotomie

Die vordere und die hintere Vagotomie werden getrennt beschrieben. Entsprechend der individuellen Vorliebe können die vorderen und hinteren Schritte gleichzeitig oder hintereinander erfolgen. Persönlich führen wir sie nacheinander durch.

Die vordere Vagotomie

1. Der Schritt am kleinen Netz. Nachdem der Nerv von Latarjet
(Abb. 13) und sein Ende in Form des Krähenfußes (Abb. 14) genau
identifiziert wurden, beginnt die Dissektion entlang der kleinen Kurvatur
entsprechend den anatomischen und physiologischen Gegebenheiten. An
dieser Stelle beginnt man mit einer 2 cm langen Durchtrennung und
Ligatur der beiden Blätter des Netzes, sehr nahe an der kleinen Kurvatur
(Abb. 15a), so daß eine vollständige Durchtrennung erreicht wird. Dieser
erste Schritt muß sorgfältig ausgeführt werden. Gerade an dieser Stelle
und zu Beginn der Durchtrennung kann eine iatrogene Magenperforation
vorkommen. Auch kann ein Hämatom des kleinen Netzes über dem
Nerv von Latarjet auftreten, was unbedingt verhindert werden muß.
Zur Vermeidung dieser Komplikation können folgende Hilfsmaßnahmen
angewendet werden:
— Der zweite und dritte Finger der linken Hand tasten durch die Pars
flaccida hinter dem kleinen Netz die Hinterwand der kleinen Kurvatur
am Magen.

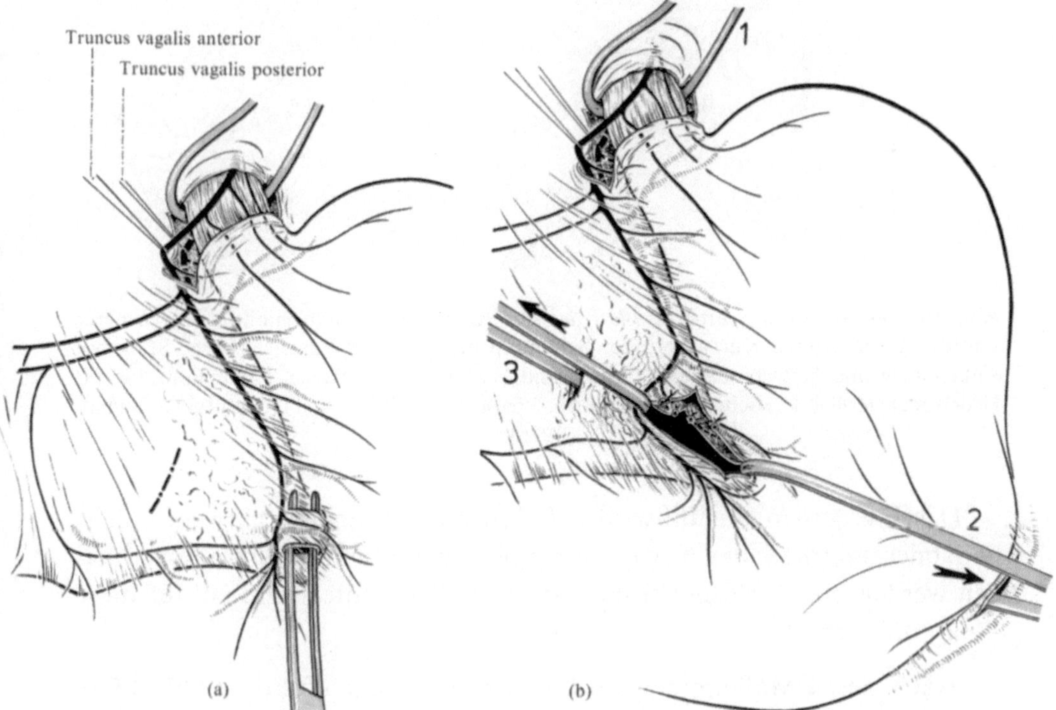

Abb. 15a u. b. *Beginn der Durchtrennung des vorderen Blattes des kleinen Netzes.* (a) Die
Trunci vagales sind mit Fäden angeschlungen. (b) Zügel 1 um den Ösophagus, Zügel 2
zieht den Magen nach links unten und Zügel 3 zieht nach rechts oben

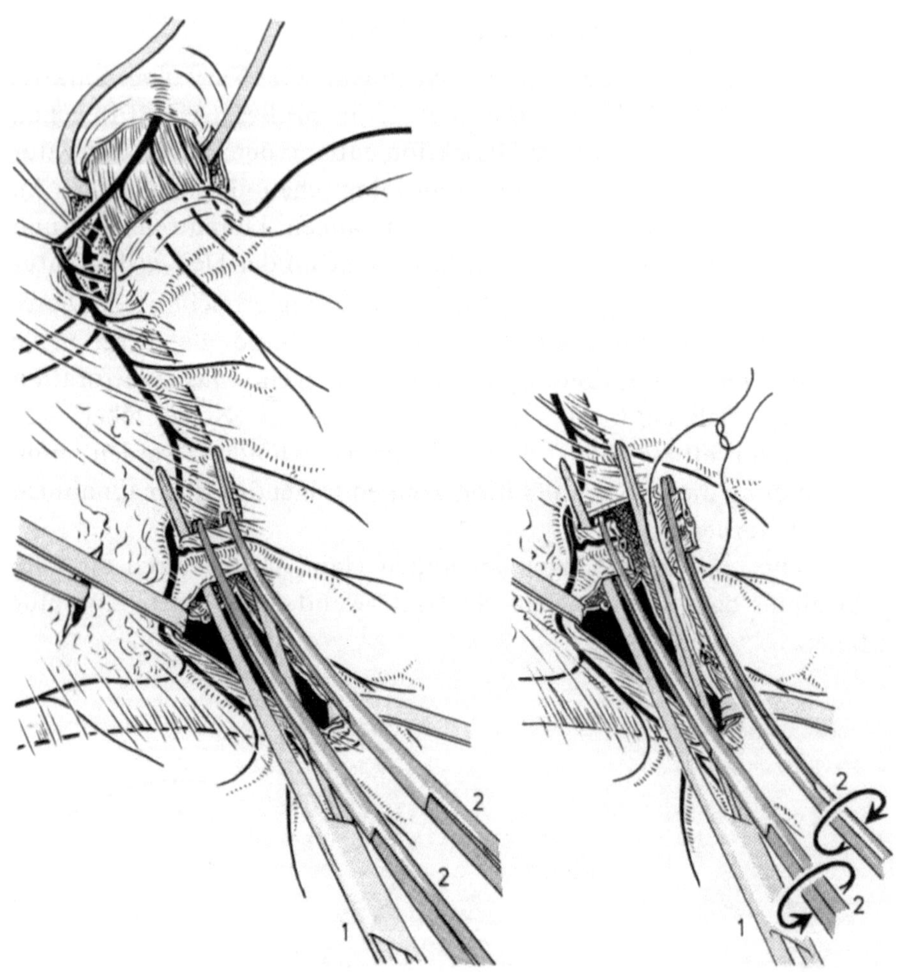

Abb. 16. *Der Schritt am vorderen Blatt des kleinen Netzes.* Durchtrennung des vorderen
Blattes an der kleinen Kurvatur unter Schonung des vorderen Latarjet-Nervs. Selektives
Anklemmen und Unterbinden der Gefäße und Nerven. (Nach Burge, Farthmann, Grassi,
Hedenstedt, Hollender, Schreiber u. Tanner: Vagotomie, Abb. 9, S. 117. Stuttgart: Thieme
1976)

— Das Lig. gastrocolicum wird auf mehrere Zentimeter entweder oberhalb oder unterhalb der A. gastroepiploica, deren Durchtrennung vermieden werden muß, eröffnet. Eine Kontrolle der Hinterwand ist auf diese
Weise möglich.

Nach diesen Maßnahmen wird man zwei Zügel einführen (Abb. 15 b).
Sie werden zusammen in Höhe des Beginns der Dissektion eingelegt;
einer führt durch die Pars flaccida und umfaßt das gesamte kleine Netz,
der andere geht hinter dem Antrum herum und kommt in Höhe des

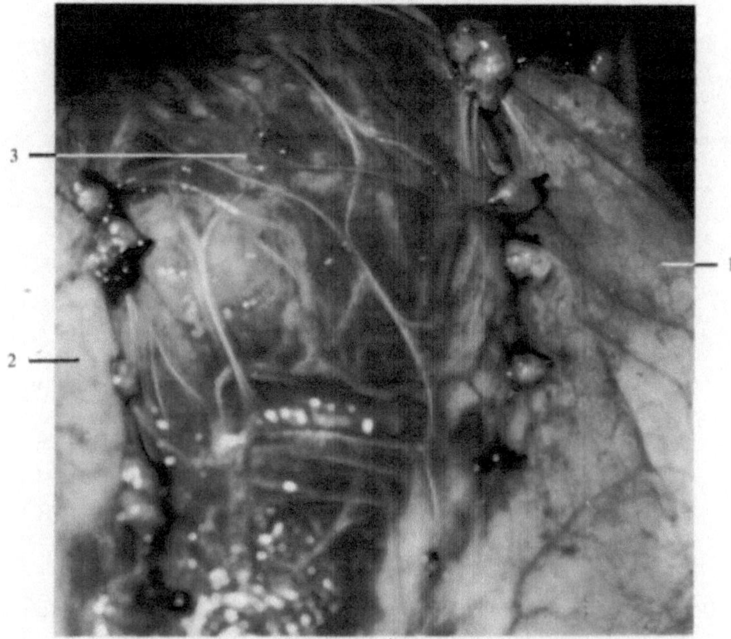

Abb. 17. *Durchtrennen und Ligieren des vorderen Blattes des kleinen Netzes.* Man sieht das mittlere zelluläre Blatt mit den zu durchtrennenden Gefäßen und Nerven

Lig. gastrocolicum heraus. Dieser letzte Punkt sollte mit der Antrum-Fundus-Grenze, die vorher an der großen Kurvatur festgelegt wurde, übereinstimmen. Der Zug an beiden Zügeln in zwei verschiedenen Richtungen erleichtert die weitere Dissektion; der Magen wird nach links und unten gezogen, das kleine Netz und seine Gebilde werden nach oben und rechts angespannt. Die Vorderseite der kleinen Kurvatur wird dann vom kleinen Netz getrennt (Abb. 16a und b). Die Ligaturen der Nerven und Gefäße werden in kleinen, minutiösen Schritten aufsteigend bis zur Kardia ausgeführt (Abb. 17). Die Durchtrennung geschieht direkt an der Vorderseite der kleinen Kurvatur, indem man stets den vorderen Nerv von Latarjet, der sich normalerweise immer in einem ausreichenden Abstand befindet, in Geist und Auge hat.

2. Schritte im vorderen Bereich von Ösophagus, Kardia und Fundus. In der Nachbarschaft der Kardia ändert sich die Richtung der Präparation. Diese Stelle entspricht etwa dem höchsten Punkt der Krümmung der A. coronaria ventriculi, wo ein wichtiger Kollateralast der Arterie zum vorderen Teil der Kardia und zum Fundus immer durchtrennt werden muß. Die Durchtrennung erfolgt von rechts nach links sehr schräg

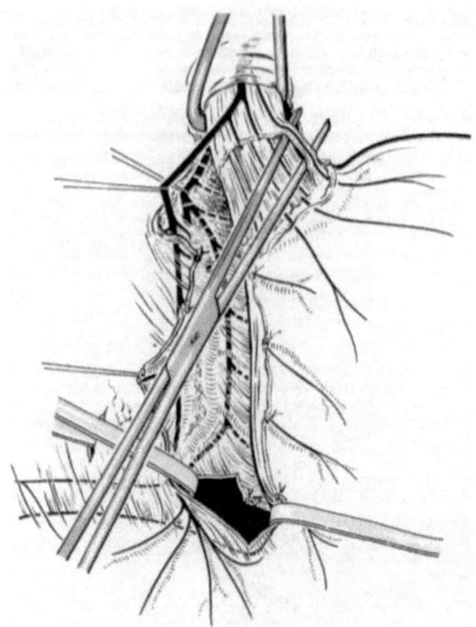

Abb. 18. *Der Schritt im vorderen Bereich der Kardia.* Die Dissektion verläuft schräg nach oben links und soll mindestens 5 cm breit sein

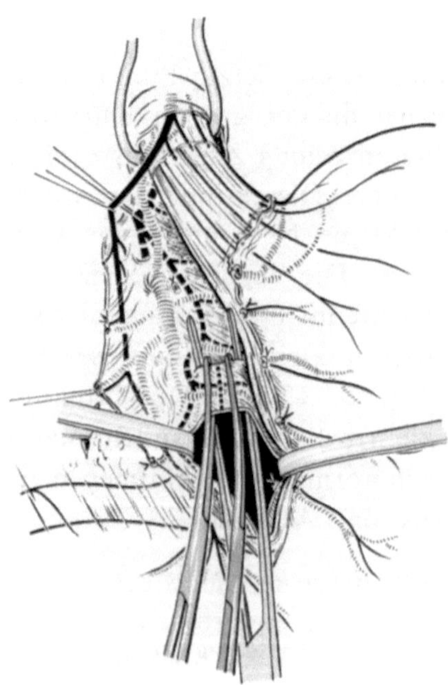

Abb. 19. *Der Schritt am hinteren Blatt des kleinen Netzes.* Durchtrennung des hinteren Blattes unter selektivem Anklemmen und Ligieren der Gefäße und Nerven

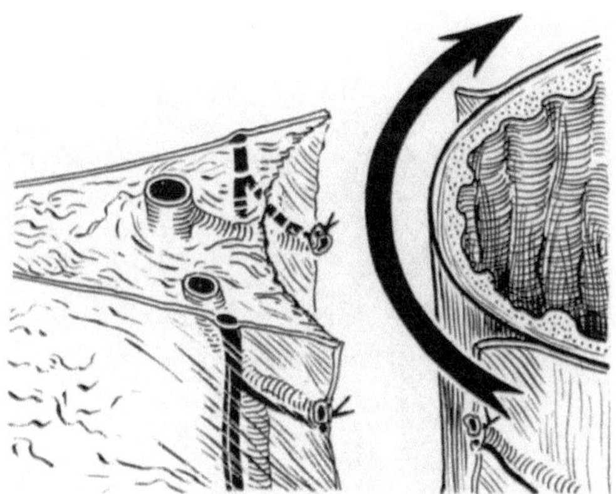

Abb. 20. *Die vollständige Skelettierung der kleinen Kurvatur ist das Ergebnis der Durchtrennung der 3 bereits beschriebenen anatomischen Blätter des kleinen Netzes:* Vorderes seröses Blatt mit Nerven, mittleres vaskuläres Blatt und hinteres seröses Blatt mit Nerven

von unten nach oben. Die seröse Schicht wird bis zum His-Winkel eröffnet und die Ösophagusmuskulatur auf einer Strecke von mindestens 5 cm befreit. Die Nervenäste vom linken vorderen Vagus zu Ösophagus, Kardia und Fundus liegen der Ösophaguswand eng an; sie müssen alle dargestellt und durchtrennt werden (Abb. 18). Der Zug mit einem kleinen Nervenhäkchen am N. vagus anterior, der zu Beginn dargestellt wurde, erleichtert die Darstellung und Kontrolle seiner Intaktheit.

Die hintere Vagotomie

1. Der Schritt am hinteren kleinen Netz. Die Denervierung geschieht durch die Skelettierung der kleinen Kurvatur von unten nach oben (Abb. 19). Das anfänglich geschaffene Loch am Krähenfuß und die Durchtrennung des vorderen Blattes erleichtern diesen Schritt. Es muß nochmals auf die ganz sorgfältige Ausführung dieser Dissektion hingewiesen werden. Tatsächlich trifft man drei Schichten an der kleinen Kurvatur: eine vordere seröse Schicht, ein mittleres zelluläres Blatt, das die Gefäße einschließt, und ein hinteres seröses Blatt (Abb. 20).

Die Ligaturen sollen in kleinen Schritten und nicht durch eine grobe Dissektion mit großen Stielen ausgeführt werden, da die großen Ligaturen leicht zu Blutungen Anlaß geben. Solche Blutungen sind ohne chirurgische Folgen und leicht zu beherrschen, sie führen jedoch zu einem Hämatom, das sich schnell im kleinen Netz ausbreiten kann und die Nerven von Latarjet beeinträchtigt. Die weitere Dissektion wird dadurch erheblich erschwert.

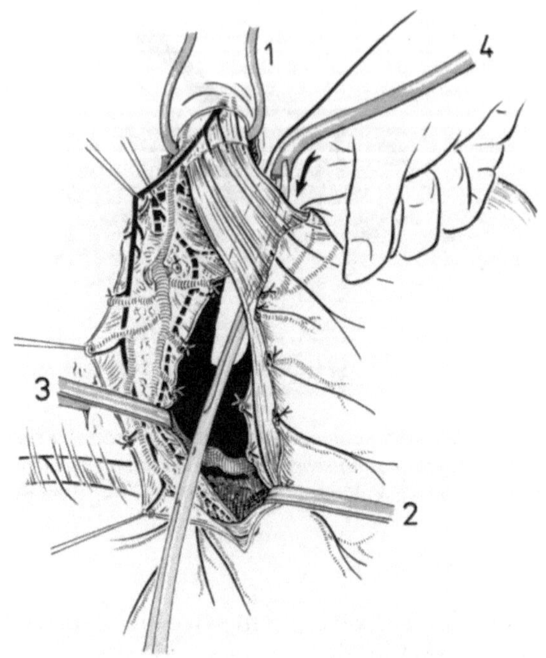

Abb. 21. *Einlegen eines vierten Zügels um die Kardia,* um die endgültige Durchtrennung
der Nerven zu ermöglichen (s. auch Abb. 15)

In keiner Phase führt diese Neurotomie zu echten Schwierigkeiten
mit den Kranzgefäßen des Magens. Die Magenäste der linken Seite der
A. coronaria und die zwei Endäste werden ligiert. Der arterielle Bogen
der kleinen Kurvatur wird dadurch nicht unterbrochen. Gleichzeitig wird
in Höhe der Krümmung der A. coronaria der arterielle Kranz zur Kardia
und zum Ösophagus geopfert. Die vordere Arterie zu Kardia und Fundus
wird meist durchtrennt. Das inkonstante Gefäß zum Ösophagus kann
erhalten werden. Der Bogen der Arterie selbst ist meist 1–2 cm von
der kleinen Kurvatur entfernt.

2. Der Schritt hinter Kardia und Fundus. Wenn die Skelettierung der
kleinen Kurvatur die Höhe des Bogens der A. coronaria ventriculi, die
meist mit der anatomischen Kardia übereinstimmt, erreicht hat, beginnt
die Darstellung der Hinterwand der Kardia. Dieser Schritt des Eingriffs
ist etwas schwierig. Die unterschiedliche Verteilung der hinteren Nervenäste ist bekannt (Grassi). Zur Erleichterung der Ausführung wird ein
Zügel mit der Hand an der Hinterwand der Kardia entlang durchgezogen.
Der rechte Zeigefinger wird in Höhe des His-Winkels eingeführt und
sucht sich seinen Weg hinter der Kardia, um im oberen Teil der Durch-
trennungsstelle des kleinen Netzes wieder herauszukommen (Abb. 21).

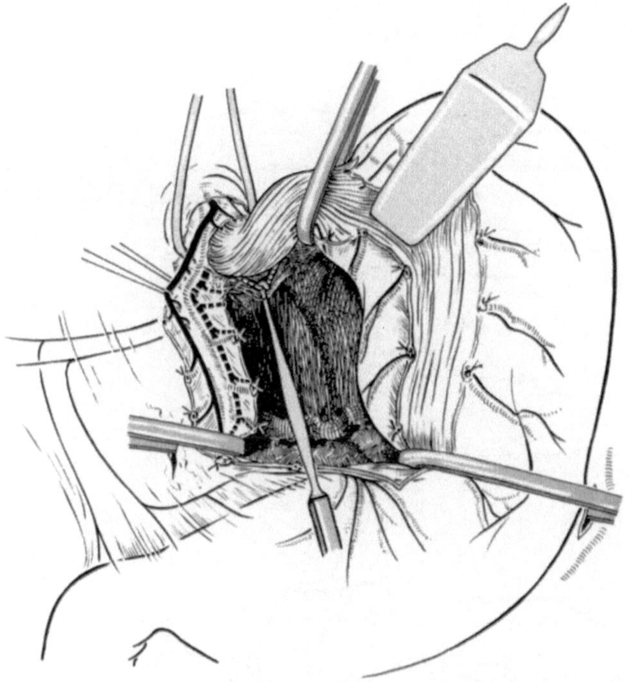

Abb. 22. *Hinterseite der Kardia: Durchtrennung der Nervennetze hinter Ösophagus, Kardia und Fundus.* Der „Ramus criminalis" von Grassi ist auf einem kleinen Nervenhaken aufgeladen

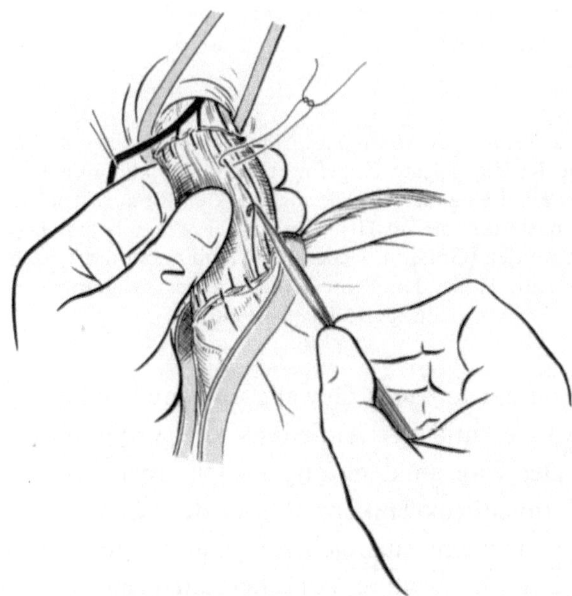

Abb. 23. *Durchtrennung der Nervennetze auf der Vorderseite der Kardia unter Zuhilfenahme eines Nervenhakens.* Hier handelt es sich um eine Zone, die das Risiko unvollständiger Vagotomie in sich birgt

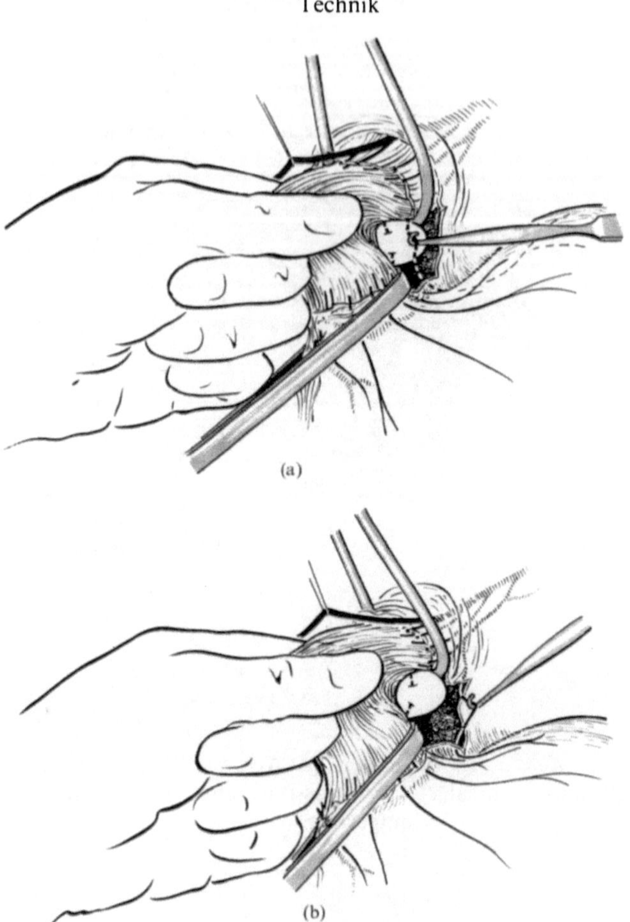

Abb. 24a u. b. *Obere Zone, die das Risiko unvollständiger Vagotomie in sich birgt:* Kardia.
(a) Der hinten an die Kardia gelegte Zeigefinger zieht das abdominale Ösophagusende
nach rechts und breitet es auseinander. (b) Die sog. direkten Rami gastrici aus dem Truncus
vagalis anterior oder posterior, die im His-Winkel oder weiter lateral liegen, können an
dieser Stelle vergessen werden (Grassi u. Hedenstedt: Abb. modifiziert nach Burge, Farthmann, Grassi, Hedenstedt, Hollender, Schreiber u. Tanner: Vagotomie, Abb. 9, S. 117.
Stuttgart: Thieme 1976)

Man gerät hierbei in ein lockeres Gewebe und muß dabei den Oberrand
des Pankreasschwanzes und der A. lienalis, die weiter hinten und tiefer
liegt, vermeiden. Der Zug an dem Zügel nach oben und links und die
Benutzung eines Langenbeck-Hakens, der an der kleinen Kurvatur ange-
setzt wird, ermöglichen eine ausreichende Darstellung der Hinterwand
der Kardia (Abb. 22). Das weitere Vorgehen entspricht dem an der Vorderwand mit einer sorgfältigen Darstellung aller hinteren Äste zu Kardia
und Fundus, die vom hinteren Vagus abgehen. Wenn man diesen an-
spannt, kann man seine Unverletztheit im Verlaufe dieser Maßnahme

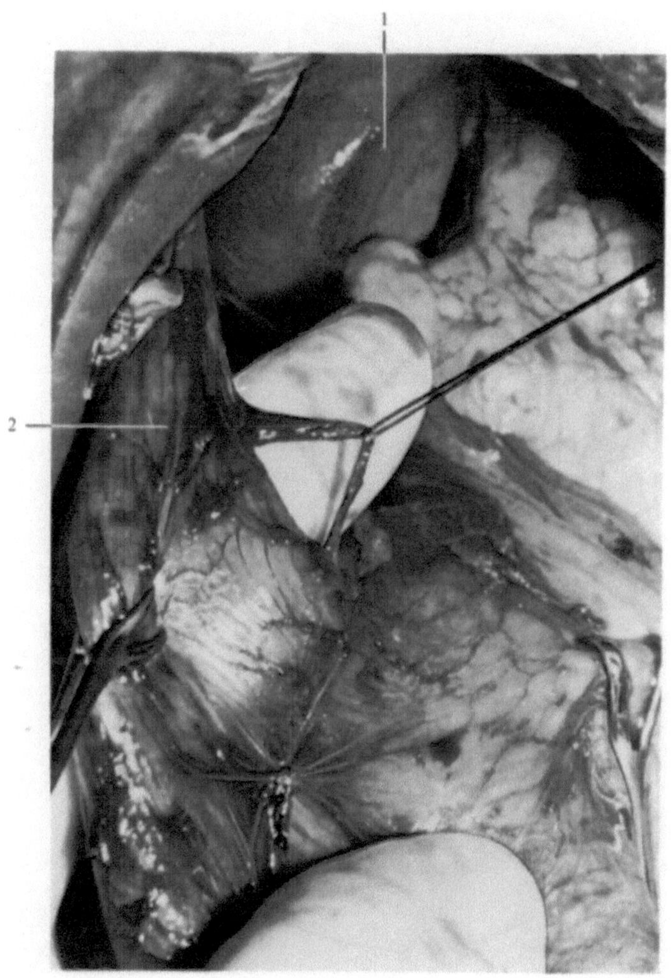

Abb. 25. *Freilegen eines links auf dem Ösophagus gelegenen Nervenastes* (Hedenstedt), *wobei der Zeigefinger unter dem abdominalen Ösophagus durchgreift.* *1* Milz und *2* abdominaler Ösophagus

kontrollieren. Wie bei der vorderen Schicht kann hier ein Nervenhaken nützlich sein (Abb. 23). Die linke Seite der Kardia muß auf der Suche nach seitlichen direkten Magennervenfasern sorgfältig dargestellt werden (Hedenstedt) (Abb. 24a, b und 25).

6.1.2.5 Fünfter Schritt: Kontrolluntersuchungen nach Vagotomie

Die eigentliche Vagotomie ist beendet. Anschließend werden die Postvagotomietests durchgeführt:

— Der Elektrotest von Burge.

— Bestimmung des pH, um dessen Absinken im Fundus zu bestätigen.

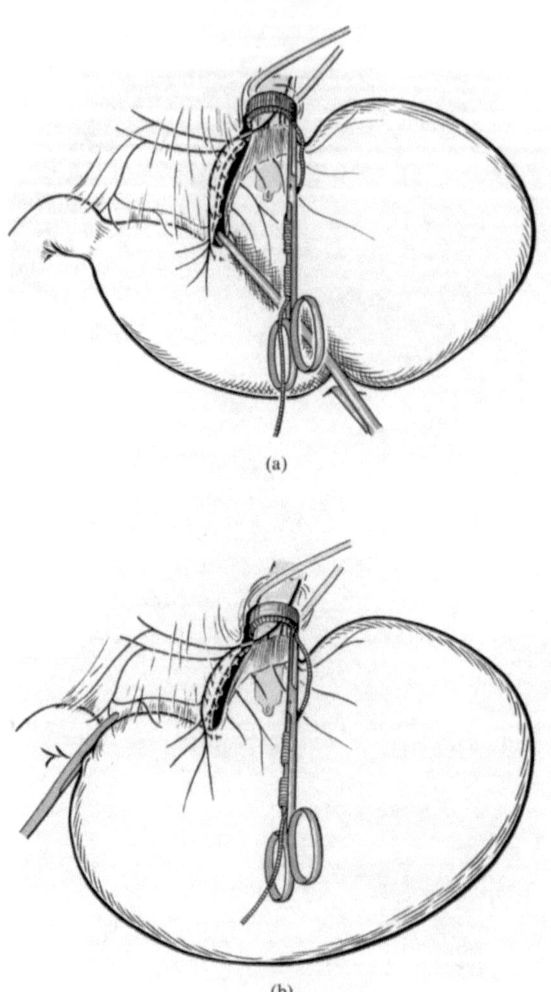

(a)

(b)

Abb. 26a u. b. *Kontrolluntersuchungen nach Vagotomie*. (a) Burge-Test des Fundus. Die elektrische Stimulationsklemme liegt in Höhe der Trunci vagales oberhalb der durchtrennten Nervennetze im Gebiet von Ösophagus, Kardia und Fundus. Die distale Klemme liegt in Höhe der Antrum-Fundus-Grenze. (b) Burge-Test des ganzen Magens. Die distale Klemme liegt in Höhe des Pylorus

Abhängig von den Ergebnissen muß evtl. die Vagotomie vervollständigt und die Tests erneut durchgeführt werden (Abb. 26a und b).

6.1.2.6 Sechster Schritt: Zusätzliche Maßnahmen
Die Peritonealisierung der kleinen Kurvatur

Durch Einzelknopfnähte im Abstand von 5 mm werden die vordere und hintere Serosa des Magens systematisch miteinander vereinigt (Abb. 27).

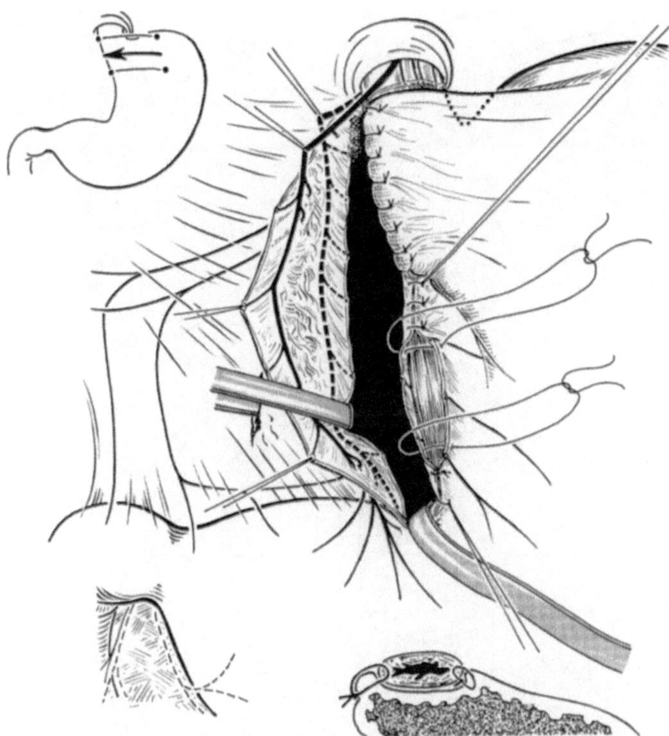

Abb. 27. *Ende des Eingriffs*. Wiederherstellung des His-Winkels durch halbe Fundoplicatio (Dor) und Peritonealisierung der kleinen Kurvatur

Das Ziel ist
– Ausschaltung des bekannten hypothetischen Phänomens der Reinnervation, das noch diskutiert wird [29]
— Vervollständigung der Blutstillung an den zahlreichen ausgeführten Ligaturen.

Die Wiederherstellung des His-Winkels

Die Skelettierung der Vorder- und Hinterwand der Kardia hat ihre Befestigungen gelöst. Die Zerstörung der Anheftung des Ösophagus und die Lösung der Verankerung der kleinen Kurvatur an der A. coronaria ventriculi haben die Festigkeit der kardio-ösophagealen Verbindung vermindert. Die Durchtrennung der Membrana phreno-gastrica und phreno-oesophagica von Laimer-Bertelli schafft die anatomischen Voraussetzungen zum Hochsteigen der Speiseröhre. Deswegen muß der His-Winkel wiederhergestellt werden, indem man einzelne Punkte der linken Seite des Oesophagus abdominalis mit dem Fundus vernäht (Abb. 28a). Neuerdings halten wir diese Art der Wiederherstellung nicht mehr für ausreichend.

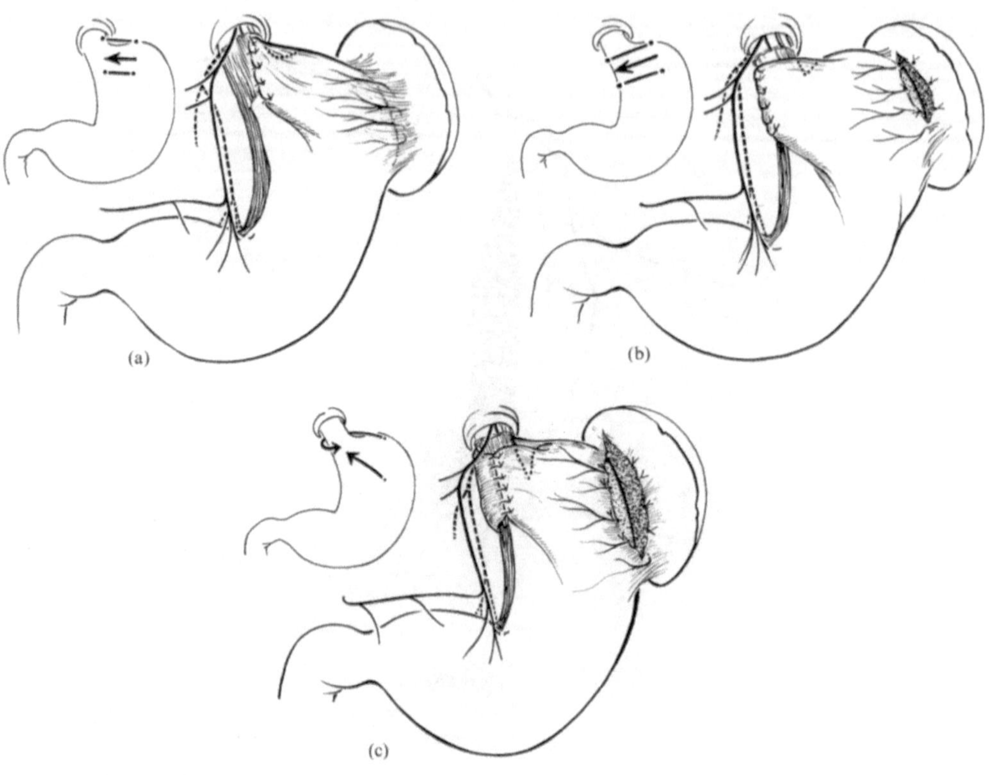

Abb. 28a–c. *Verschiedene Arten der Wiederherstellung des His-Winkels.* (a) Einfache
Wiederherstellung durch Annähen des Fundus an die linke Seite des Ösophagus. (b) Halbe
Fundoplicatio nach Dor. Annähen des Fundus an die rechte Seite des Ösophagus. (c)
Vollständige Umhüllung nach Nissen. (Nach Durchtrennung eventueller Milzadhäsionen)

Die systematische Rekonstruktion erreichen wir jetzt durch eine halbe
Fundoplicatio nach Dor [11], bei der der Fundus durch fünf bis sechs
getrennte Nähte an der rechten Seite des Ösophagus angenäht wird
(Abb. 28b). Die vollständige Umhüllung des abdominellen Ösophagus
nach Nissen (Abb. 28c) kann auch in Betracht gezogen werden, da die
anatomischen Voraussetzungen durch die vorangegangene Darstellung
bereits geschaffen sind. In der Praxis beschränken wir jedoch diese Maßnahme auf Fälle, die präoperativ bereits klinisch eine Refluxsymptomatik
zeigten.

Nach dieser Maßnahme ist der Eingriff abgeschlossen.

Bauchhöhlendrainage

Die sorgfältige Darstellung mit häufiger Blutstillung in der Höhe der
Kardia und entlang der Magenwand, die für ihre gute Durchblutung

bekannt ist, macht die Drainage der periösophagealen Region durch ein oder zwei Redon-Drainagen empfehlenswert. Diese werden durch seitliche Gegeninzision ausgeleitet und nach 24–48 Std wieder entfernt.

Pyloroplastikdrainage

Wir haben bereits darauf hingewiesen, daß wir die selektive proximale Vagotomie ohne Drainage ausführen. Äußerst seltene Indikationen zu einer Drainageoperation werden weiter unten diskutiert. Wenn sie angezeigt ist, wird die Pyloroplastik mittels einer ausreichend langen Längsinzision über dem Pylorus durch alle drei Schichten ausgeführt. Sie darf nicht zu hoch erfolgen, um eine stärkere Spannung bei der queren Verschlußnaht zu vermeiden.

Die Technik nach Heinike-v. Mikulicz besteht in einer einfachen queren Naht. Die sog. Sanduhrtechnik [21] versucht die „Hundeohren" durch sanduhrförmige longitudinale Exzisionen und quere Naht zu vermeiden. Andere Drainagemethoden, wie Gastroenterostomie und Antrektomie, sollen hier nur erwähnt werden. Sie haben keine Bedeutung bei der selektiven proximalen Vagotomie, die, wir wiederholen es, eine Vagotomie ist, die die Einheit des Antrums, Pylorus und Duodenums intakt läßt.

6.2 Technische Varianten, Tests und Diskussion

Das Prinzip der selektiven proximalen Vagotomie bleibt bei allen Autoren das gleiche. Die verwendeten technischen Varianten sind interessant, weil sie individuelles Interesse durch die Darstellung einfacher technischer Details und Vorstellungen demonstrieren.

6.2.1 Technische Varianten

6.2.1.1 Bestimmung der Antrum-Fundus-Grenze

Die Größe des Antrums ist je nach der individuellen Ausprägung und dem Vorhandensein eines Duodenal- oder Magengeschwürs unterschiedlich. Capper et al. [6] haben 1970 bei 130 Paienten die unterschiedliche Größe des Antrums auf physiologischer Grundlage untersucht (Farbindikatoren durch Gastrotomie und pH-Messung).

Beim Ulcus duodeni ist die alkalische Zone im allgemeinen normal oder kleiner als normal. Beim Magenulkus ist sie deutlich größer und kann bisweilen die gesamte kleine Kurvatur einschließen. Die Antrum-Fundus-Grenze kann auch wandern. Die Ursache dieser Schwankungen

ist unbekannt. Wenn man sich über die Veränderlichkeit der Antrum-
größe einmal klar geworden ist, scheint es vernünftig, die Antrumgrenze
bei jedem Patienten individuell zu bestimmen.

Welche Möglichkeiten zur Bestimmung der Antrum-Fundus-Grenze
gibt es?

Anatomische Kriterien

Bereits erwähnt wurden:

Das Ende des N. anterior von Latarjet, die Anastomose zwischen
den beiden Aa. gastroepiploicae, der erste aufsteigende Ast der A. gastroepiploica dextra zum Magen. Diese Kriterien scheinen relativ unsicher
und hypothetisch. Tatsächlich kann keine exakte Begrenzung des Antrums erkannt werden. Das Antrum entspricht dem Magenanteil, der
mit antraler Mukosa ausgekleidet ist. Es ist der einzige alkalische Abschnitt des Magens. Die anatomischen Grenzen dieser histologisch-phy-
siologischen Einheiten müssen jedoch noch bestimmt werden.

Histologische und physiologische Kriterien

Johnston und Wilkinson [23] haben 1970 die Bestimmung der Grenze
durch drei Magenschleimhautbiopsien vorgeschlagen, die durch eine Gastrotomie gewonnen werden:
— eine an der vermuteten Antrum-Fundus-Grenze 6–7 cm vom Pylorus
— eine zweite, 2 cm oberhalb davon
— eine dritte, 2 cm unterhalb davon.

Diese histologischen Untersuchungen, die an 25 Kranken vorgenom-
men wurden, zeigen:
— Fundusschleimhaut in der Entnahme oberhalb
— Antrumschleimhaut in der Entnahme unterhalb
— Antrumschleimhaut und Korpusschleimhaut in den Entnahmen aus
der Gegend des vermuteten Übergangs.

Amdrup und Jensen [2] lassen zu Beginn des Eingriffs Pentagastrin
intramuskulär injizieren. 15–30 min später wird die endogastrale pH-
Elektrode an der kleinen Kurvatur entlanggeführt. Ein scharfer Sprung
des pH von 2 auf 6 zeigt die Antrum-Fundus-Grenze an. Ein Verschieben
der Elektrode um weniger als 1 cm reicht aus, um diese Schwankung
zu erhalten. Für Amdrup und Jensen ist diese Bestimmung ausreichend
genau; sie erhalten sie in 75% ihrer Fälle. Wenn ein Verschieben um
mehr als 1 cm nötig ist, wird eine Gastrotomie unumgänglich. Die Grenze

wird dann durch Aufbringen von Kongorot gesucht: Der Farbunterschied am Übergang vom alkalischen zum sauren Bereich ist ausreichend deutlich.

Stoller et al. [32] und Harrison aus Vancouver bedienten sich schon 1968 der pH-Messung, um den antralen Bereich vor einer Magenresektion festzulegen. Insgesamt scheint die am leichtesten auszuführende Methode zur Bestimmung der Antrum-Fundus-Grenze der Unterschied zwischen dem pH in Fundus und Antrum zu sein, der entweder durch pH-Messung oder durch Anwendung von Kongorot festgestellt wird.

Muß man die Antrum-Fundus-Grenze bei der selektiven proximalen Vagotomie auch im weiteren Verlauf ihrer Durchführung beachten, wenn sie einmal festgelegt wurde?

Reicht die anatomische Erkennung des N. anterior von Latarjet aus?

Bone et al. [3] haben durch Tierexperimente zeigen können, daß die Entleerungszeit des Magens durch eine zu weitgehende Denervierung nach rechts von 2 auf 9 Std nach vollständiger Denervation ansteigt.

Amdrup und Griffith [1] haben 1969 die Untersuchungen von Harkins (1957), wie wir oben gezeigt haben, wieder aufgenommen. Sie glauben, daß die Wirksamkeit der Vagotomie von der genauen Bestimmung der Antrum-Fundus-Grenze abhängt. Eine zu weitgehende Denervation führt zur Stase. Wenn die Denervation zu kurz ist, bleibt die Vagotomie unvollständig. Zur Zeit ist für die meisten Autoren der wichtigste anatomische Punkt das Ende des vorderen Latarjet-Nervs am Unterrand der kleinen Kurvatur. Zugegebenermaßen ist diese Stelle der „point of no return" bei der antralen Denervation. Unterhalb davon wird die Magenentleerung beeinträchtigt.

Kann die antrale Denervation zu weit gehen?

Nach Amdrup et al. liegt der Ausgangspunkt der Darstellung 8–10 cm vom Pylorus mit einem Mittel von 9 cm (bestimmt 93mal unter 126 durch pH-Messung).

Kronborg bestimmt die Antrum-Fundus-Grenze durch pH-Messung und Kongorot. Der Ausgangspunkt ist 8 cm zwischen den Extremen von 4 und 17 cm. Ein großer Teil des Antrums bleibt also häufig erhalten.

Johnston benutzt dagegen den vorderen Nerv von Latarjet als Orientierung, dessen Ausgangspunkt 5–8 cm vom Pylorus bei einem Mittel von 6,5 cm liegt.

Kennedy et al. [24] erhalten manchmal nur den rechten Ast des Endes des vorderen Nervs von Latarjet und beginnen die Darstellung 6 cm vom Pylorus.

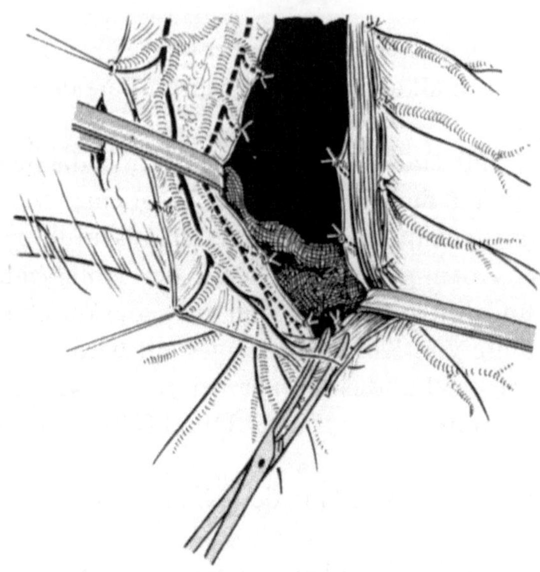

Abb. 29. *Untere Zone, die das Risiko unvollständiger Vagotomie in sich birgt.* Zone der Antrum-Fundus-Grenze: Inkonstante Rami recurrentes aus den Endästen der Latarjet-Nerven

Diese Varianten der Technik, die nach dem Autor zwischen 6 und 17 cm im Extremfall liegen, können nicht ohne Wirkung auf die Magenentleerung und die Säuresekretion sein. Tatsächlich vergleichen Amdrup et al. sowie Johnston und Wilkinson ihre Ergebnisse und stellen fest:
– In der Untersuchungsreihe von Leeds (Johnston: Denervation 6 cm vom Pylorus beginnend): 29% schwerwiegende postprandiale Beschwerden.
– In der Serie aus Kopenhagen (Amdrup: Denervation beginnt 11 cm vom Pylorus): 15% ins Gewicht fallende postprandiale Beschwerden.

Diese Betrachtungen reduzieren das technische Problem auf die Frage: Muß man überhaupt eine eindeutige Bestimmung der Antrum-Fundus-Grenze vornehmen, und welche Risiken muß man dabei vermeiden?
– Zu weit gehende Denervierung des Antrums
– oder Erhaltung intakter Nervenfasernetze zum unteren Teil des Fundus (Abb. 29).

Johnston und Wilkinson glauben,

– wenn die Antrum-Fundus-Grenze unterhalb des vorderen Nervs von Latarjet ist, unterdrückt die vollständige Denervation des Fundus in

jedem Falle den Nerv von Latarjet mit der Gefahr der Entleerungsverzö-
gerung.
— Wenn die Grenze mit dem vorderen Latarjet-Nerv übereinstimmt,
ist der Eingriff ausgezeichnet.
— Wenn die Grenze oberhalb des vorderen Latarjet-Nervs ist, ist die
Vagotomie mehr als ausreichend und beeinträchtigt auf keinen Fall die
Entleerung.

Der Versuch, die funktionellen Ergebnisse durch weitere Perfektionie-
rung zu verbessern, rechtfertigt zweifellos aufwendigere technische
Schritte zur Bestimmung der Antrum-Fundus-Grenze. Eine Lösung kann
nur von der intraoperativen Vollständigkeitskontrolle der Vagotomie
kommen. Die Bestimmung durch die pH-Messung wird zusätzlich ausgeführt. Wenn sie möglich ist, beginnt die Dissektion oberhalb des Endes
des Nervs von Latarjet. Nach selektiver proximaler Vagotomie erlaubt
es die Kontrollmessung des pH (unabhängig von der Gegend des Ösophagus, der Kardia und des Fundus) zu beurteilen, ob eine Fortsetzung
der Denervation nach rechts nötig ist.

Amdrup beginnt seine Dissektion systematisch 1-2 cm links von der
Antrum-Fundus-Grenze. Er glaubt, daß es für die antrale Innervation
weniger gefährlich ist, die distale Dissektion nach rechts vom horizontalen
Teil der kleinen Kurvatur am Ende des Eingriffs auszuführen. Grassi
hat dieselbe Einstellung, aber er vervollständigt sie nach rechts in Abhängigkeit von den Ergebnissen seiner Kontrolltests.

Die Bestimmung der Antrum-Fundus-Grenze ist nur ein Problem,
wenn die Vollständigkeit der Vagotomie nicht intraoperativ bewiesen
werden kann. Abhängig von den Ergebnissen der intraoperativen Tests
auf Vollständigkeit der Vagotomie kann die Operation die vorher festgestellten Grenzen überschreiten. Das Ende des vorderen Nervs von Latarjet bleibt jedoch die äußerste Grenze der Denervation.

6.2.1.2 In Höhe der kleinen Kurvatur

Nachdem die Dissektion am vorderen Blatt des kleinen Netzes bis zur
Kardia ausgeführt wurde, ziehen einige Autoren, wie Johnston und Imperati, den Hauptnerv des hinteren Latarjet-Nervs nach hinten. Johnston
durchtrennt das Lig. gastrocolicum auf einer Strecke von 8-10 cm, ohne
die A. gastroepiploica zu ligieren. So wird die Bursa omentalis eröffnet,
die den Zugang nach oben und rechts vom Magenkorpus auf seiner
Rückwand erlaubt. Auf diese Weise können der hintere Hauptnerv von

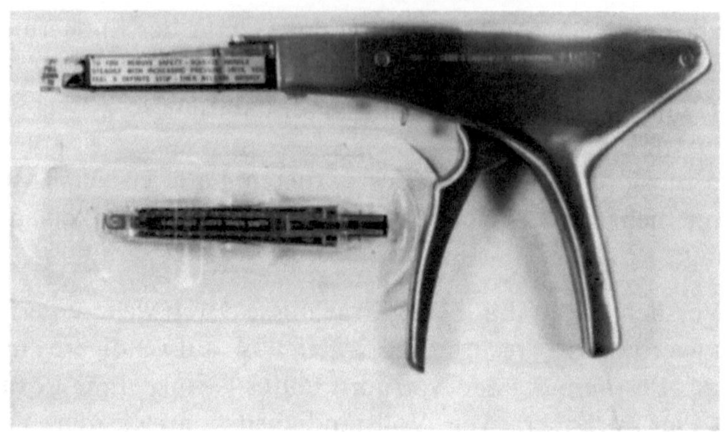

Abb. 30. *Automatischer Nähapparat LDS 2*

Latarjet und die dorsalen Nervennetze zum Fundus besser dargestellt
werden. Die letzteren werden über den hinteren Zugang durchtrennt.

Hedenstedt und Moberg [18] dagegen betonen, daß der hintere Nerv
von Latarjet durch eine Inzision der Pars flaccida des kleinen Netzes
seitlich des Krähenfußes identifiziert werden kann. Er ist immer auf
dem hinteren Blatt des kleinen Netzes parallel zum vorderen Nerv sichtbar. Die antralen Nerven haben in den beiden Blättern des Netzes einen
ausreichenden Abstand von der kleinen Kurvatur. Bei der Skelettierung
von vorne bleiben sowohl der hintere wie der vordere intakt. Man kann
sich aber auch mit Hedenstedt und Moberg sowie Goligher [13] auf
den Standpunkt stellen, daß praktisch kein Risiko der Verletzung des
hinteren Nervs von Latarjet besteht, auch wenn dieser nicht einzeln dargestellt wird, wenn man immer entlang der kleinen Kurvatur nach Durchtrennung des Vorderblattes des Netzes präpariert.

Unter den technischen Varianten ist die Methode von Schega aus
Krefeld interessant. Die Blutstillung und Durchtrennung der Gefäßner-
venbündel bei der Skelettierung werden durch kleine Metallclips mit
dem automatischen Nähapparat LDS 2 (Abb. 30) ausgeführt. Kleine
Gewebsanteile von 2–4 mm Dicke und 1 cm Länge werden dargestellt
und mit einer Klemme angehoben, bevor sie durchtrennt werden. Die
beiden Blätter des kleinen Netzes werden getrennt dargestellt, eines nach
dem anderen von unten nach oben (Abb. 31). Die Denervierung der
kleinen Kurvatur kann so ohne Schwierigkeiten durchgeführt werden.
Die Ligaturen sind sicher und gleiten nicht ab. Wenn sie beim Tupfen

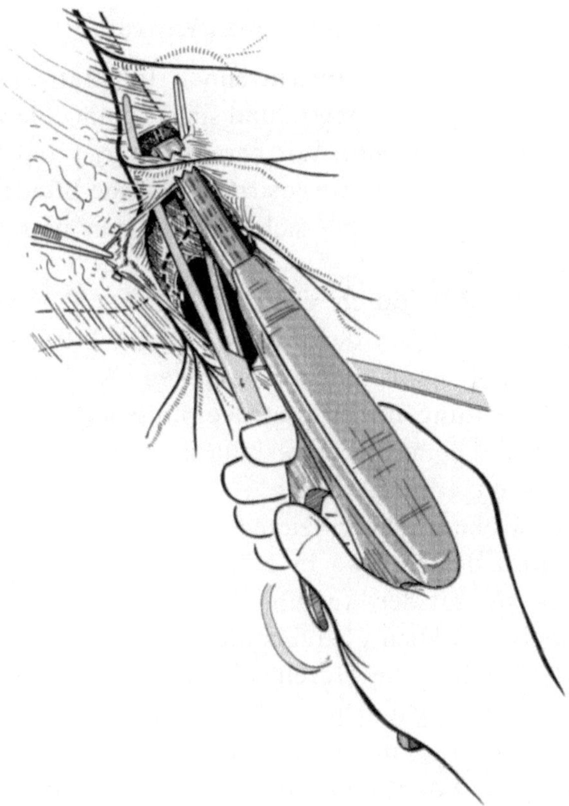

Abb. 31. *Denervierung der kleinen Kurvatur mit dem automatischen Nähapparat LDS 2*

nicht abgerieben werden, halten sie gut und führen zu keiner Irritation. Dieses Vorgehen kann selbst bei adipösen Patienten angewandt werden. Die einzige wichtige Einschränkung ist, daß am Magen nicht gezogen werden darf. Durch Anwendung dieses Apparates auch in der Gegend der Kardia und des vorderen und hinteren Fundus kann Schega die Operationszeit deutlich reduzieren.

Die von Carabalona aus Montpellier vorgeschlagene Technik soll noch dargestellt werden: Unter der Vorstellung, daß ein Ödem oder selbst kleine Einblutungen im oberen Teil der kleinen Kurvatur durch die Manipulationen auftreten können, beginnt Carabalona die Durchtrennung der beiden Blätter des kleinen Netzes von oben nach unten. In einem ersten Schritt führt er einen Zügel um die Nerven von Latarjet. Er bestimmt dann den Punkt am unteren Teil der kleinen Kurvatur, wo er seine Dissektion beendet, und schlingt die beiden subdiaphragmalen Äste des Vagus ebenfalls an.

6.2.1.3 In Höhe der großen Kurvatur

Von einem hinteren Zugang aus durchtrennen Imperati et al. [22] absichtlich die Aa. gastroepiploicae dextra und sinistra, um eine vollständige Denervation des Fundus zu sichern. Wie bereits Latarjet und Wertheimer beschrieben haben, enthält das rechte gastroepiploische Bündel Nervenfasern aus dem Plexus coeliacus, die sich auf Antrum und Korpus des Magens verteilen.

Rosatti et al. [30] haben durch pH-Messung das Fortbestehen von sauren Zonen bewiesen, die mit dem Ausbreitungsgebiet dieser vagalen Nerven an der großen Kurvatur übereinstimmen. Auch wenn man an die sekretorische Bedeutung dieser gastroepiploischen Nerven auf der rechten Seite glaubt, erscheint die Devaskularisierung eines großen Teils der großen Kurvatur unverhältnismäßig.

Hedenstedt und Moberg [18] resezieren am Ende des Eingriffes 1 cm der A. gastroepiploica dextra etwa in Höhe ihres ersten aufsteigenden Magenastes, der für sie mit der Antrum-Fundus-Grenze an der großen Kurvatur in den meisten Fällen übereinstimmt.

Rosatti et al. [30] halten die Durchtrennung der A. gastroepiploica dextra für notwendig und glauben, daß es Nervenäste gibt, die vom Fundus in der Wand des Lig. phrenogastricum verlaufen. Eine so erweiterte selektive proximale Vagotomie führt zu einer stärkeren Reduktion der Säure.

Wir müssen noch anfügen, daß Guirgis und Metta [17] routinemäßig eine Splenektomie bei der selektiven proximalen Vagotomie ausführen. Die Begründung ist jedoch problematisch und umstritten, da sie glauben, daß parasympathische Nervennetze der A. lienalis folgen und über die Vasa breves die große Kurvatur des Magens erreichen. Diese Vorstellung erscheint uns übertrieben. Wir werden darauf zurückkommen.

6.2.1.4 In Höhe des Ösophagus, der Kardia und des Fundus

Grassi et al. [14–16] widmet einer sorgfältigen hinteren Nervendurchtrennung besondere Aufmerksamkeit. Die hintere Dissektion an der Kardia und Darstellung der Nervenäste seien durch den hinteren Zugang erleichtert. Imperati et al. und Johnston und Wilkinson, die nach Durchtrennung des Lig. gastrocolicum den Magen nach oben und rechts ziehen, erhoffen dadurch einen besseren Zugang zu erreichen.

Burge und Frohn führen die Technik der selektiven proximalen Vagotomie so aus, daß sie zunächst in Höhe der Kardia drei Zügel mit folgender Verteilung anlegen [4, 5]:

1. Durch ein gemeinsames Loch in der kleinen Kurvatur in Höhe der Teilung der A. coronaria ventriculi in die aufsteigenden und absteigenden Äste werden drei Zügel durchgezogen, die an folgenden Stellen herausgeleitet werden:
— Der erste unter der Wurzel der A. coronaria ventriculi, indem er sie und damit die vorderen und hinteren Nerven von Latarjet auflädt
— Der zweite oberhalb und rechts von der A. coronaria, indem er den vorderen Nerv, den hinteren Vagusstamm und den aufsteigenden Ast der A. coronaria ventriculi einschließt
— Der dritte kommt in Höhe des His-Winkels heraus, indem er den Ösophagus und die vorderen Äste des Vagus zu Kardia und Fundus auflädt.

2. Nachdem diese drei Zügel gelegt sind, ist die anatomisch genaue Darstellung der zu erhaltenden Strukturen erleichtert.

Hedenstedt und Moberg glauben, daß eine vollständige Denervierung in Höhe der Vorder- und Hinterwand des Ösophagus nur möglich ist, indem die Muskularis in ihrer ganzen Dicke bis auf die intaktbleibende Mukosa durchtrennt wird. Wir haben diese Technik bei ihnen in Nacka gesehen. Sie durchtrennten die Muskulatur des Ösophagus oberhalb der Kardia vollständig, indem sie sich zur besseren Darstellung der Äste des Testes nach Lee (Färbung mit Methylenblau) bedienten. Sie verwendeten denselben Test am Ende der Untersuchung in Höhe des unteren Teiles der Dissektion, um rückläufige Äste, die vom Krähenfuß ausgehen, darstellen und durchtrennen zu können. Der Ösophagus wird, ohne den His-Winkel zu verschließen, belassen wie er ist. Außerdem unterbleibt die Peritonialisierung der kleinen Kurvatur. Die meisten Autoren (Grassi, Goligher, Johnston, Wilkinson und Amdrup) halten die beiden letzten Schritte für vollständig unnötig.

Saubier et al. [31], die den Ösophagus auf drei bis vier Querfinger oberhalb der Kardia befreien, schließen den Hiatus durch eine Hiatusschenkelraffung hinter dem Ösophagus.

Wie abschließend zu betonen ist, stimmen die meisten Autoren darin überein, daß eine unvollständige Vagotomie hauptsächlich durch Verteilungsanomalien am oberen Vagus und durch fehlende Sorgfalt bei der Dissektion in Höhe der Kardia zustande kommt. Wichtig ist, daß Kardia und Ösophagus auf eine Strecke von mindestens 3–4 cm dargestellt werden. Dagegen wird die Dissektion bis zur Mukosa [18] selten ausgeführt und scheint uns ein wenig gefährlich und zu weitgehend.

6.2.2 Intraoperative Tests auf Vollständigkeit der Vagotomie

Um eine einheitliche Diskussionsgrundlage und Rechtfertigung für neue technische Varianten zu haben, sollten immer intraoperative Tests auf Vollständigkeit erfolgen. Der Prozentsatz inkompletter Vagotomien ist allgemein bekannt und mit 5–30% nach einigen Veröffentlichungen erstaunlich hoch. Seit Dragstedt wissen wir, daß der Hauptgrund für ein Ulkusrezidiv eine unvollständige Vagotomie ist. Die exakte Ausführung der selektiven proximalen Vagotomie ist, wie wir gesehen haben, an zwei Punkten kritisch: an Ösophagus, Kardia und Fundus sowie an der Antrum-Fundus-Grenze. Die Verwendung eines intraoperativen Testes zur Kontrolle der Vollständigkeit einer Vagotomie drängt sich auf.

6.2.2.1 Kontrolle der Magenmotilität: elektromanometrischer Test nach Burge [4, 5]

Ausführung

Burge und Vane beschrieben diesen einfachen Test 1959. Die vagalen Fasern zum Magen haben einen motorischen Anteil. Ihre elektrische Stimulation führt zu Kontraktionen der Magenmuskulatur, die zu einer Erhöhung des intragastralen Druckes führen. Nach Vagotomie bewirkt die elektrische Stimulation keine Muskelkontraktion und damit fehlt die Erhöhung des intragastralen Druckes. Eine inkomplette Vagotomie zeigt sich am Fortbestehen motorischer Aktivität. Das Prinzip wurde von Burge zunächst auf die selektiven und später auf die selektiven proximalen Vagotomien angewendet.

Der Apparat

Er besteht aus:

— Einer Magensonde aus Plastik mit einem aufblasbaren Ösophagusballon.

— Einer sterilen, elektrischen Pinzette, deren zwei Branchen in einem isolierten Halbring enden. Die innere Rundung enthält zwei Silberelektroden, die die Kardia und die Äste des Vagus einschließen, auf die die elektrische Stimulation übertragen wird.

— Der ursprüngliche Apparat von Burge enthielt ein Glasmanometer, das in Zentimetern eingeteilt war und mit der Magensonde sowie einem batteriebetriebenen Transistor verbunden war.

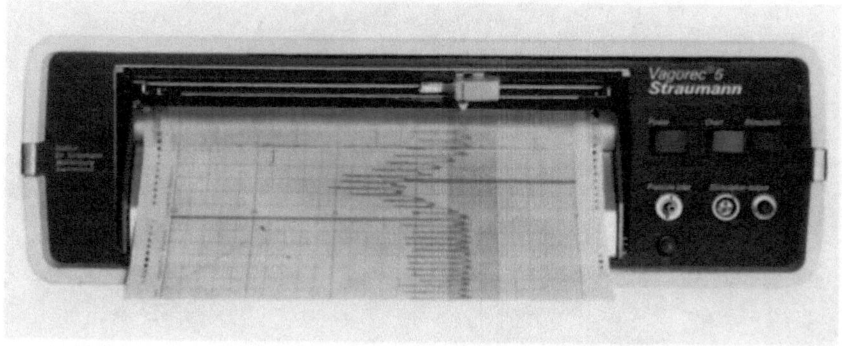

Abb. 32. *Apparat „Vagorec" zur graphischen Aufzeichnung des intragastrischen Drucks nach Reizung der beiden Trunci vagales*

— Wir gebrauchen zur Zeit einen verbesserten, kürzlich auf den Markt gekommenen Apparat: den „Vagorec" (Abb. 32, Institut Dr. Ing. R. Straumann AG, 4437 Waldenburg, Schweiz).
— Das Manometer ist hier durch ein graphisches Aufzeichnungssystem ersetzt. Der Stimulator ist in den Apparat eingebaut. Die pH-Werte können ebenfalls auf diesem Apparat aufgezeichnet werden.

Testprotokoll

Unsere derzeitige Durchführung des Testes ist in Abb. 33 zusammengefaßt. Die aufblasbare Ösophagusballonsonde wird in den Magen eingeführt. Der elektrische Stimulationsring wird oberhalb der gastrohepatischen Äste des linken Vagus um den unteren Ösophagus herumgelegt. In seiner ersten technischen Beschreibung hat Burge allerdings den Stimulationsring unterhalb der Abgänge vom linken Vagus zu Magen und Leber angelegt. Die zugrunde liegende Vorstellung bleibt jedoch die gleiche, auch wenn die Ausführung ein wenig verschieden ist. Nach der Vagotomie kann der Stimulator in Höhe der Durchtrennung an die Kardia angelegt werden. Wenn die Vagotomie vollständig war, ist der Magen dann frei von allen Nerven. Im Verlaufe der Stimulierung führt ein nicht durchtrennter Ast zu einer Kontraktion.

Es scheint uns logischer und leichter, die Stimulation in Höhe der beiden Stämme auszuführen. Das Ergebnis bleibt dasselbe. Die Stimulation der Stämme wird nur übertragen, wenn Nervenfasern vorhanden sind. Außerdem ist eine Irrtumsmöglichkeit ausgeschaltet: Die Stimulation erfaßt nicht die oben bereits durchtrennten Nervenfasern, die bei zu niedriger Lage des Stimulationsringes nochmals stimuliert werden könnten.

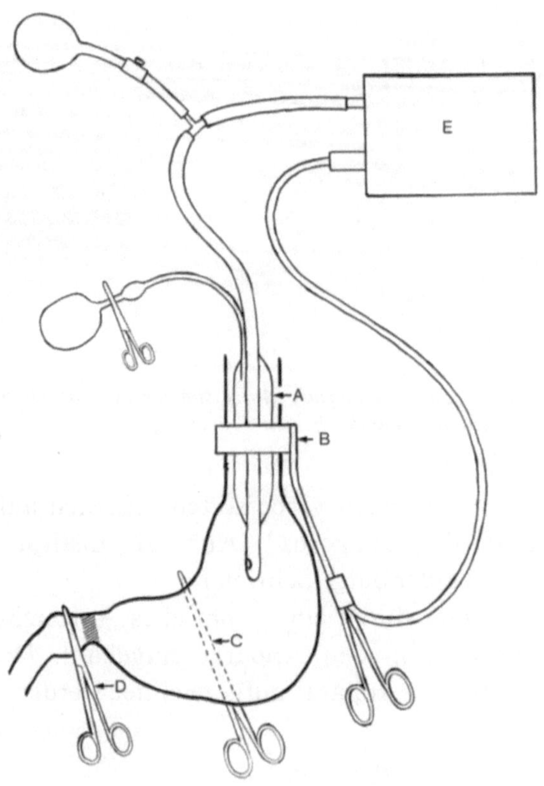

Abb. 33. *Durchführung des Burge-Tests.* *A* Ösophagusballon, *B* elektrische Stimulationsklemme, *C* distale Klemme an der Antrum-Fundus-Grenze: Aufzeichnung der Druckänderungen des Fundus, *D* distale Klemme in Höhe des Pylorus: Aufzeichnung der Druckänderungen des ganzen Magens und *E* graphische Aufzeichnung der verschiedenen
Druckänderungen

Der Ösophagusballon wird mit 50–80 ml Luft aufgeblasen, so daß
die Ösophaguswand und die Nn. vagi leicht an die Elektroden angepreßt
werden. Damit ist die Abdichtung nach oben erreicht. Der untere Teil
des Magens wird mit einer Klemme in Höhe der Antrum-Fundus-Grenze
verschlossen und später in Höhe des Pylorus. Auf diese Weise ist der
Magen nach oben durch den Ösophagusballon und nach unten durch
die Klemme verschlossen. Der Magen wird mit dem „Vagorec" verbunden, der in graphischer Form die Druckänderungen im Magen aufzeich-
net. Der Magen wird mit Luft bis zu einem Druck von ungefähr 80 mm
Wasser aufgeblasen. Ein präziser Wert muß nicht eingehalten werden.
Die elektrische Stimulation der Nn. vagi führt zu Schwankungen des
intragastralen Druckes über die Muskelkontraktionen.

Diese Schwankungen sind in Abb. 34 dargestellt. Der Basisrhythmus der Druckkurve zeigt einerseits „spikes" mit großer Amplitude als Ausdruck der respiratorischen Aktivität (Abb. 34), andererseits kurze, häufige Oszillationen mit schwacher Amplitude, die den Herzrhythmus wiedergeben (Abb. 34a und b). Die Aufzeichnung im Magenfundus (Klemme in Pos. C) vor Vagotomie zeigt nach Stimulation eine deutliche Druckänderung (Abb. 34a), die bei Aufzeichnung über den gesamten Magen (Klemme in Pos. D) noch deutlicher zutage tritt (Abb. 34c).

Nach selektiver proximaler Vagotomie fehlt bei der Stimulationsprüfung die Fundusaktivität (Abb. 34b). Damit ist die vollständige Fundusvagotomie bewiesen. Die Aktivität des Gesamtmagens (Abb. 34d) muß nach Vagotomie deutlich geringer sein als vorher (Abb. 34c). Dies zeigt, daß die motorische Innervation des Antrums erhalten ist.

Um die verschiedenen Verlaufsformen der Kurven kennenzulernen, muß man die prä- und postoperativen Vagotomiemessungen üben. Das Fortbestehen von geringsten Schwankungen der Fundusaufzeichnungen läßt auf eine inkomplette Vagotomie schließen. Dies ist jedoch nur sicher, wenn Fehlerquellen durch die Anästhesie und den Chirurgen ausgeschlossen werden. Unter ihnen nennen wir die folgenden:
— Anwendung von verbotenen Medikamenten, die den Ablauf des Testes verfälschen,
— nicht vollständige Kurarisierung,
— das Auftreten eines Schluckaufs oder Atemstörungen,
— eine falsche Lage der Burge-Klemme,
— eine falsche Lage der Magenklemme,
— ein falsches Anschließen am „Vagorec",
— ein Aufzeichnungsfehler durch einen Sondenverschluß, durch Sekrete oder durch ungenügende Aufblähung des Ballons als Ursache für ungewöhnliche Druckänderungen.

Eine autonome Magenaktivität, die durch andauernde Schwankungen nach Atropinisierung charakterisiert ist, ist ausgesprochen selten.

Vorteile

1. Bei diesem Test ist eine Gastrotomie entbehrlich.
2. Die sezernierenden Zellen werden nicht stimuliert.
3. Die Aufzeichnung der Kurven erlaubt ein schnelles und leicht durchführbares Ablesen.

Ein positives Argument für die Anwendung der Kontrolle des gesamten Magens nach selektiver proximaler Vagotomie ist, daß mit dem

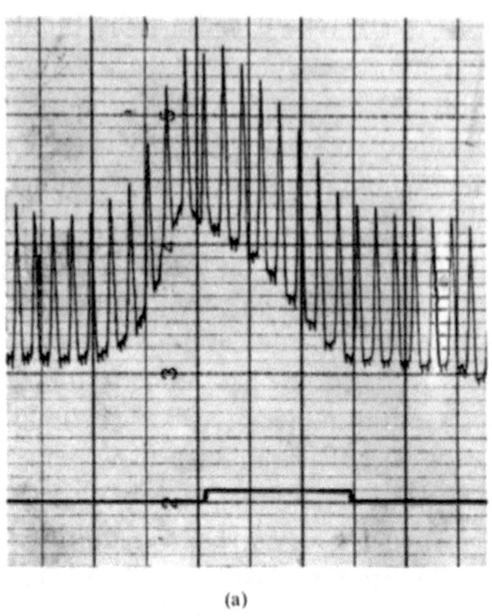

(a)

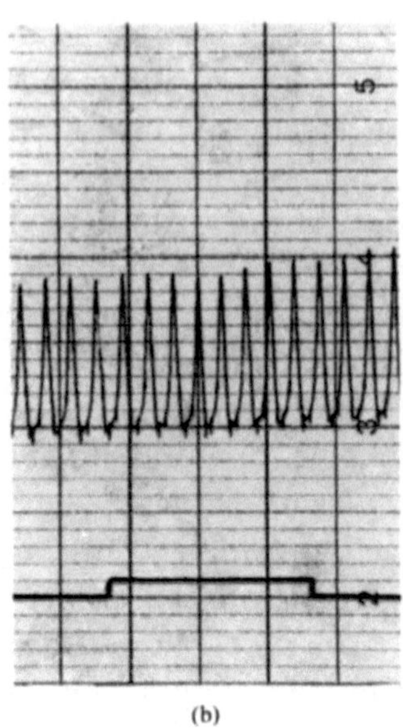

(b)

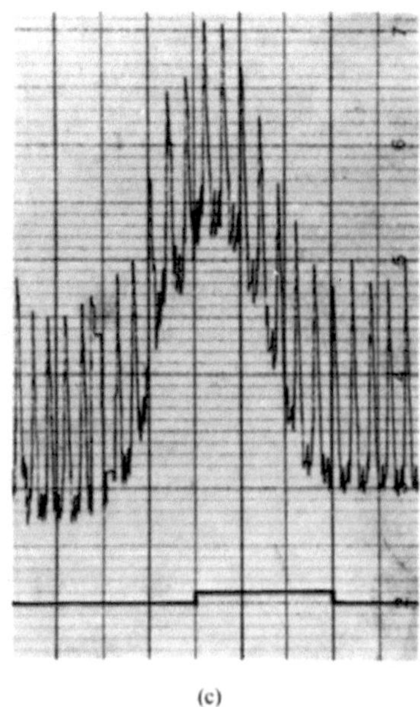

(c)

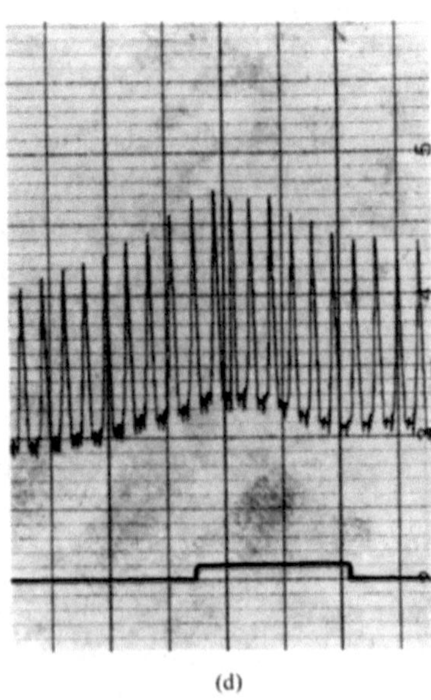

(d)

Abb. 34a–d. *Typische Registrierkurven der Druckänderungen vor und nach selektiver proximaler Vagotomie (Burge-Test)*. (a) Stimulationskurve des Fundus vor Vagotomie. (b) Stimulationskurve des Fundus nach Vagotomie. (c) Stimulationskurve des ganzen Magens vor Vagotomie. (d) Stimulationskurve des ganzen Magens nach Vagotomie

Burge-Test die Erhaltung der Antrummotilität und damit die Erhaltung des vorderen und hinteren Hauptnerven bewiesen werden kann.

Nachteile

Der Elektrotest erlaubt im Bereich des Fundus nur allgemeine Rückschlüsse ohne eine exakte Aussage über die Antrum-Fundus-Grenze zu machen. Im Falle einer unvollständigen Vagotomie erlaubt er nicht, wie der Test von Grassi, die anatomische Lokalisation übersehener Nervenfasern. Der gesamte Apparat erscheint kompliziert und aufwendig. Die Anwendung der Klemme kann zu Veränderungen der benachbarten Muskulatur führen. Gequetschte, nicht durchtrennte Nerven können übrigens der Kontrolle entgehen.

Es gilt zu beachten, daß der Burge-Test ein indirekter Test durch die Übertragung einer motorischen Reaktion ist. Die Beziehungen zwischen der Sekretionsaktivität und der motorischen Aktivität sind noch nicht vollständig geklärt.

6.2.2.2 Kontrolle der Säuresekretion des Magens

Die zweite Wirkung des N. vagus am Magen kann ebenfalls untersucht werden. Ihre physiologische Basis ist, daß die spontane Magensekretion bei einem Fehlen pathologischer Gastrinquellen die vagale Aktivität widerspiegelt.

6.2.2.2.1 *Kontrollmessung des pH durch Gastrotomie:*
Test von Grassi (1969) (14)
Prinzip

1966 untersuchten Capper et al. [6] das pH der Magenschleimhaut nach Stimulation mit Histamin über eine Glaselektrode, die mittels Gastrotomie in Kontakt mit der Magenschleimhaut gebracht wurde. Auf diese Weise konnten sie genau die Grenze zwischen dem alkalischen Antrum und dem sauren Gebiet des Fundus festlegen. So gelang es ihnen, eine exakte Antrumresektion mit einer Vagotomie auszuführen. Indem er dieselbe Methode zur Bestimmung einer exakten Antrektomie wie Capper anwendete, konnte Grassi 1970 feststellen, daß es unmöglich ist, die Antrum-Fundus-Grenze nach Vagotomie festzulegen. Er bewies, daß das pH des Magenkorpus von 1,0–1,9 vor der Vagotomie auf 5,5–5,7 nach der Operation ansteigt.
Gleichzeitig bewies Grassi, daß bei Übersehen einiger vagaler Fasern, die die Region Korpus/große Kurvatur innervieren, ein Gebiet mit einem

Durchmesser von 1,5–2 cm mit einem pH von 1,4–1,9 erhalten bleibt. Dieser Bereich liegt an der Vorderwand der Magenschleimhaut, wenn der betroffene Ast vom vorderen Ösophagus kommt, oder auf der Hinterseite, wenn er vom hinteren Plexus seinen Ursprung nimmt. Die Durchtrennung der erhaltenen Fasern verändert das pH dieses Gebietes und senkt es auf das gleiche Niveau wie die umgebende Schleimhaut, d.h. auf 5,5–7 nach einer entsprechenden Ausspülung des Magen.

Der Test von Grassi bestätigt die Tierexperimente von Pritchard et al., die fanden, daß die vagale Innervation der Parietalzellen segmentär erfolgt. Eine Erhöhung des intraoperativen pH der Schleimhaut der linken Korpusanteile kann als spezifische Folge der Vagotomie angesehen werden. Sie wird durch eine Refraktärzeit der Parietalzellen nach Denervation hervorgerufen [26].

Die Reduktion der Durchblutung des Magens nach selektiver proximaler Vagotomie spielt zweifellos hierbei eine Rolle. Auch dieses Phänomen ist durch die segmentale Verteilung bedingt.

Material

Es besteht aus:
— einem pH-Meter vom Typ Methrom E 520
— einer Elektrode vom Typ Methrom E 125.

Protokoll

Der intraoperative Test nach Grassi et al. [16] spielt sich folgendermaßen ab: Die Prämedikation enthält kein Atropin oder andere antivagale Medikamente. Zu Beginn des Eingriffs wird eine vorsorgliche Gastrotomie wenige Zentimeter vor dem Pylorus ausgeführt, die bei Bedarf zu einer Pyloroplastik verlängert werden kann. Mittels einer Glaselektrode, die mit dem Aufzeichnungsgerät verbunden ist, werden pH-Werte bestimmt. Die Magenschleimhaut wird anschließend sorgfältig gewaschen (Magenspülung mit destilliertem Wasser). Die Vagotomie wird ausgeführt. Die Schleimhaut wird nochmals sorgfältig gespült, denn nach der Erfahrung von Grassi kommt es im Verlauf der Vagotomie zu einer Erniedrigung der pH-Werte als Ausdruck der Stimulation durch Zug und Durchtrennung der Nervenfasern. Wenn das pH auf einen Wert von 6 oder 7 ansteigt, wird die Säuresekretion durch intravenöse Injektion von Pentagastrin (0,6 mg/kg/Std) oder Histamin stimuliert. Eine vollständige gastrale Vagotomie ist erreicht, wenn das pH über allen Teilen der Magenschleimhaut zwischen 5,5 und 7 liegt.

Die Elektrode zeigt eventuelle Gebiete mit Restsäure, die nicht durchtrennten Nervenfasern entsprechen. Ihre Durchtrennung führt zur Ausschaltung der Restsäure.

Für Grassi erklärt sich das häufige Auffinden nicht durchtrennter Nerven in dem Gebiet der Antrum-Fundus-Grenze durch die unterschiedliche Ausdehnung der Parietalzellmasse nach unten, die häufig die Antrum-Fundus-Grenze überschreitet. Das läßt sich oft bei Patienten mit Ulcus duodeni feststellen.

Vorteile

Die pH-Messung durch eine Gastrotomie führt bei ihrem Erfinder zu ausgezeichneten Ergebnissen. Unter 484 selektiven proximalen Vagotomien, die von Januar 1969 bis Dezember 1973 ausgeführt wurden, ergab der Insulintest nach 6 Monaten bis 5 Jahren nur in 2,3% der Fälle positive Ergebnisse.

Auch die exakte anatomische Beziehung zwischen den Gebieten mit verbliebener Säure und den entsprechenden nicht durchtrennten Nervenfasern spricht für den Test. Die Methode erlaubt die genaue Lokalisierung einzelner oder mehrerer übersehener Äste. Larsson hat die Antrum-Fundus-Grenze mit dieser Technik durch Gastrotomie in 11 von 18 untersuchten Fällen bestimmt. Der Erfolgsanteil scheint befriedigend. Die Antrum-Fundus-Grenze liegt im Mittel 8 cm vom Pylorus entfernt mit Grenzwerten zwischen 5 und 16 cm. Der Abstand ist für ihn im allgemeinen auf der großen Kurvaturseite der gleiche.

Nachteile

Der Test erlaubt in keiner Weise die Beurteilung der Erhaltung der Antrumpumpe. Er erfordert eine Gastrotomie und intraoperative Maßnahmen, wie Spülung und Einführung einer Sonde, die einen Eingriff komplizieren, dessen Vorteil eigentlich das Vermeiden der Mageneröffnung ist.

6.2.2.2.2 Kontrolle durch intragastrale pH-Messung

Dieser Test gründet sich auf dieselben theoretischen Grundlagen wie der Test von Grassi. Seine praktische Ausführung ist jedoch unterschiedlich. Eine Mikroelektrode befindet sich am Ende einer Sonde, die so dünn ist, daß sie über den Ösophagus in den Magen eingeführt werden kann. Die Referenzelektrode wird entweder an die Aufzeichnungselektrode oder an das pH-Meter angeschlossen und in die Mundhöhle gelegt. Das Ende der Sonde wird mit der Hand auf der Schleimhaut durch die Magenwand hindurch herumgeführt. Die Pentragastrinstimulation wird zu Beginn des Eingriffs in der gleichen Dosierung wie beim Grassi-Test ausgeführt. Der wichtigste Unterschied zu diesem Test ist das Vermeiden der Gastrotomie.

Vorteile

Dieser Test hat von vornherein einen unbestreitbaren Vorteil, indem er die theoretischen Vorzüge der Kontrolle durch intraoperative pH-Messung ohne Gastrotomie ermöglicht und so die Antrum-Fundus-Grenze und Kontrolle der Vollständigkeit der Vagotomie gleichzeitig erreicht.

Nachteile

Entgegen den Erfahrungen von Amdrup et al., die auf diese Weise in 70% der Fälle Antrum und Fundus abgrenzen können, hat unsere Erfahrung einige Einschränkungen in der Durchführbarkeit dieses Testes aufgezeigt. Anfänglich begeisterte uns eine Erfolgsquote von etwa 50% bei der Bestimmung der Antrum-Fundus-Grenze. Später hatten wir einige Mißerfolge. Fehlerquellen sind durch das verwendete Material (Brüchigkeit der Sonden) und Vermischung des Magensaftes mit Restsekretion. Diese Probleme sollten aber lösbar sein. Traumatisierung bei der Einführung der Sonde in den Ösophagus und Magen muß vermieden werden.

6.2.2.2.3 Kontrolle durch pH-Messung in einer Magensaftprobe

Dieses Verfahren wenden in Frankreich Cuilleret et al. [10] an. Der pH-Wert wird vor und nach proximaler selektiver Vagotomie im Magensaft bestimmt, der durch Aspiration gewonnen wird. Diese Methode ist ungenau, aber einfach in der Durchführung.

6.2.2.2.4 Kolorimetrische Kontrolle mit Kongorot
Prinzip

Diese Messung der Änderungen des pH im Magen ist qualitativ und ungenau. Kongorot mit einem basischen pH von 4 verfärbt sich bei Kontakt mit einer sauren Flüssigkeit (pH 3,5) schwarz. Auf die Magenwand gebracht, färbt es das Antrum rot, den Fundus schwarz.

Der Test kann angewendet werden:

1. *Durch Gastrotomie (Amdrup und Grassi)*. Durch eine Gastrotomie wird ein mit Kongorot durchtränkter Tupfer in den Magen eingeführt und auf die Schleimhaut gedrückt. Zu Beginn des Eingriffs verfärbt diese sich schwarz. Nach der Vagotomie stimulieren Histamin und Pentagastrin die Säuresekretion. Nach sorgfältiger Spülung der Magenschleimhaut

zur Unterdrückung der Restaktivität bleibt die Verfärbung der Schleimhaut aus. Dies läßt auf eine vollständige Vagotomie schließen.

2. Durch endoskopische intraoperative Kontrolle. Dieser Test wurde von Kusakari et al. [25] nach einer Untersuchung an 13 Hunden vorgeschlagen. Er besteht in einer endoskopischen intraoperativen visuellen Kontrolle der Farbveränderungen nach Aufbringen von Kongorot auf die Magenschleimhaut und Beurteilung der Zeit, bis die Veränderung eintritt. Er wurde bisher nur tierexperimentell untersucht. Suzuki und Nagao [33] haben kürzlich ihre Erfahrungen nach Anwendung am Menschen in 52 Fällen veröffentlicht.

Die Aufbringung von Kongorot in Pulverform mit intraoperativer endoskopischer Kontrolle gibt befriedigende Resultate. Die Zeit bis zur Farbänderung wird vom Endoskopiker beurteilt. Der Operateur kann sie durch die Magenwand mittels Transillumination beobachten.

Die Feststellung der Antrum-Fundus-Grenze ist so ebenfalls möglich: Das Antrum bleibt rot gefärbt, der Fundus färbt sich schwarz. Die Übereinstimmung der Farbänderung mit der Antrum-Fundus-Grenze wurde von den Autoren histologisch untersucht und bewiesen. Das beschriebene Vorgehen ist überzeugend und kann möglicherweise in Zukunft häufiger angewendet werden. In der Praxis scheint es jedoch seine Grenzen zu haben, da die Endoskopie schwierig und die intraoperativen Maßnahmen langwierig sind.

3. Farbtest mit Neutralrot. Cole [7] schlägt beim Hund die Verknüpfung einer vagalen Stimulation durch intravenöse Injektion von 2 Desoxy-D-Glukose mit einem Farbtest durch intravenöse Injektion von Neutralrot vor. Wenn die Magenschleimhaut schwarz erscheint, ist die Vagotomie inkomplett.

Diese Untersuchungen lassen sich auf den Menschen übertragen, falls die injizierten Mittel nicht toxisch sind. Bisher wurde die Anwendung am Menschen jedoch noch nicht versucht.

6.2.2.3 Makroskopische und anatomische Kontrolle der Nervendurchtrennung

Der Test von Lee [28] versucht durch die Anwendung des Farbstoffes Leuko-Methylenblau die Nervenfasern selektiv anzufärben. Es handelt sich um eine farblose oder leicht bläuliche Lösung, die beim Kontakt mit Luft oxidiert und schnell eine dunkelblaue Farbe annimmt. Die Oxidation soll im Kontakt mit Nervenzellen stärker sein.

Das Bestreichen der Vorderwand des Ösophagus mit Methylenblau
läßt die zu durchtrennenden Nervenfasern deutlich hervortreten. Es erlaubt theoretisch die zum Fundus führenden Fasern unter Sichtkontrolle
zu durchtrennen. Auch wenn das Prinzip selbst in Zweifel gezogen wird
[8, 12], verwenden es bestimmte Autoren, besonders Hedenstedt und
Moberg, systematisch im Bereich der zwei kritischen Zonen der selektiven
proximalen Vagotomie: an der Kardia und an der Antrum-Fundus-
Grenze. Im Bereich der letzteren betonen sie die Häufigkeit rückläufiger
Fasern am Angulus, die mit dieser Methode deutlich gemacht werden.
Wir haben damit keine Erfahrung.

6.2.3 Unsere Erfahrungen mit den intraoperativen Tests auf Vollständigkeit der Vagotomie

Das Fehlen einheitlicher Vorstellungen in bezug auf die Tests beweist
die im Fluß befindliche Entwicklung der Ideen und Methoden, die wir
seit Beginn unserer Erfahrungen nach und nach angewendet haben. Da
wir uns bereits zu Anfang für das Prinzip der intraoperativen Vollständigkeitskontrolle der Vagotomien interessierten, verwendeten wir zunächst
die Kongorot-Methode über eine Gastrotomie in 18 Fällen. Später wendeten wir die pH-Messung durch Gastrotomie in sieben Fällen an und
sechsmal kombinierten wir die beiden Methoden.

Die intragastrische pH-Messung wurde allein bei 11 Patienten, die
elektromanometrischen Untersuchungen nach Burge bei 22 angewendet.
22mal wurden beide Verfahren nebeneinander benutzt. Bei einer Gesamt-
zahl von 86 selektiven proximalen Vagotomien, die intraoperativ getestet
wurden, ergab die Kontrolle 14mal eine inkomplette Vagotomie. Die
Vagotomie war meist im Bereich der Kardia unvollständig.

Insgesamt führten diese Ergebnisse zu folgenden Feststellungen: Die
Durchführung eines intraoperativen Tests auf Vollständigkeit der Vagotomie erscheint prinzipiell notwendig. Ihnen gegenüber muß jedoch folgende Kritik angebracht werden:
— Notwendigkeit einer Gastrotomie bei einigen dieser Tests
— teilweise mühsame Anwendung
— Verlängerung der Operationszeit.

Dies wird nach unserer Meinung jedoch durch das Argument aufge-
wogen, daß 16,4% aller Vagotomien ohne Anwendung dieser intraoperativen Kontrollmethoden unvollständig geblieben wären. Diese Zahl kann
übrigens nicht durch Übung und Verbesserung der Technik verändert
werden. Der Prozentsatz unvollständiger Vagotomien bleibt auch nach
3 Jahren Erfahrung der gleiche.

Wir vertreten weiterhin die Anwendung der endogastralen pH-Messung und des Tests von Burge. Die Verbindung dieser beiden Untersuchungsmethoden vermindert ihre Nachteile. Die pH-Messung vervollständigt die Methode durch die Bestimmung der Antrum-Fundus-Grenze. Der Elektrotest bestätigt die Erhaltung der motorischen Funktion der Antrumpumpe. Beide können die vollständige Denervierung des Fundus bestätigen. Zum Abschluß dieser technischen Details muß man sagen, daß das Prinzip der selektiven proximalen Vagotomie in seiner gedanklichen Grundlage und Ausführung einfach ist. Der Eingriff muß sorgfältig mit exakter Dissektion der kleinen Kurvatur des Magens und der Kardia ausgeführt werden.

Zwei Theorien und zwei Techniken, die einander nicht ausschließen, können schematisch beschrieben werden:

1. Die erste hat den Vorteil der Einfachheit. Der Nerv von Latarjet ist als Ausgangspunkt für die Diskussion anzusehen. Diese wird strkt nach anatomischen Gesichtspunkten vorgenommen. Die intraoperative Kontrolle der Vollständigkeit der Vagotomie wird für unnötig gehalten. Der offensichtliche Vorteil besteht in der Schnelligkeit. Die mittlere Operationsdauer beträgt 60–75 min [13].

Der nicht zu leugnende Vorwurf gegen das Verfahren ist das Risiko einer unvollständigen Vagotomie. Aufgrund physiologischer und ana-Vorstellungen wird nach unvollständoger selektiver proximaler Vagotomie von vornherein weniger Einfluß auf die Restsäuresekretion als nach unvollständiger trunkulärer Vagotomie angenommen. Ist die fortschreitende Erfahrung eines Chirurgen unter einem Operationsverfahren eine ausreichende Begründung, die Tests seltener auszuführen? Die Frage bleibt unbeantwortet. Zur Zeit scheint es, daß die meisten Autoren dieser ersten Methode den Vorzug geben.

2. Die zweite Theorie zeigt den Wunsch nach Perfektion. Ausgehend von der Tatsache, daß die Antrum-Fundus-Grenze meist unsicher ist, muß man nach Möglichkeiten suchen, die besten funktionellen Ergebnisse zu erhalten. Die intraoperativen Tests auf Vollständigkeit der Vagotomie stellen eine Vorsichtsmaßnahme dar. Es wäre bedauerlich, diese nicht zu benutzen. Die Anwendung dieser Grundsätze macht häufig die Benutzung mühsamer Techniken erforderlich. Sie führen zu einem ausgedehnten und komplizierten Eingriff mit einer eindeutigen Verlängerung der Operationszeit (2–3 Std).

Darin liegen die Hauptpunkte der Kritik. Persönlich glauben wir, daß die Schwierigkeiten bei der Durchführung des Eingriffs vorläufig seine Verbreitung verhindern. Unser Vorgehen erscheint uns jedoch auch deswegen gerechtfertigt, weil es uns erlaubt, eine verführerische Operation auf einer soliden Grundlage vorzunehmen. Es wäre bedauerlich, wenn dieses Verfahren durch unzureichende Technik in Mißkredit geraten würde.

Literatur

1. Amdrup, B.M., Griffith, C.A.: Selective vagotomy of the parietal cell mass. Part I: With preservation of the innervated antrum and pylorus. Ann. Surg. **170**. 207-214 (1969).
2. Amdrup, E., Jensen, H.E.: Selective vagotomy of the parietal cell mass preserving innervation of the undrained antrum. A preliminary report of results in patients with duodenal ulcer. Gastroenterology **59**, 522-527 (1970).
3. Bone, J., Brandsborg, O. und M., Mikkelsen, K., Eriksen, P.O.: Is exact determination of the antrum corpus borderline necessary in parietal cell vagotomy? An experimental study. Scand. J. Gastroent. **8**, Suppl. *20*, 10 (1973).
4. Burge, H.: Selective proximal vagotomy. Brit. med. J. **1972 I**, 510-511.
5. Burge, H., Frohn, M.J.N.: The technique of bilateral selective vagotomy with the electrical stimulation test. Brit. J. Surg. **56**, 452-460 (1969).
6. Capper, W.M., Dutler, T.J., Bucker, K.G., Hallet, C.P.: Variation in size of the gastric antrum. Ann. Surg. **163**, 281 (1966).
7. Cole, R.: An intra-operative test for the completeness of vagotomy. Amer. J. Surg. **123**, 543-544 (1972).
8. Cooke, W.M., Talbot, L.C., Welbourn, R.D., Cox, A.G.: Leucomethylene blue as an aid to vagotomy. Lancet **1970 I**, 864-865.
9. Couinaud, C.: Anatomie de l'antre. In: L'antre gastrique, p. 5-9. Paris: Masson 1969.
10. Cuilleret, P., Colas, M., Vaiton, J.C., Picq, P., Le Pivert, P., Gounot, R.: La vagotomie hypersélective dans le traitement de l'ulcère duodénal. Lyon chir. **71**, 175-180 (1975).
11. Dor, J.: Traitement du reflux par la technique dite de Heller-Nissen modifiée. Presse méd. **50**, 2563-2565 (1967).
12. Frimer, M.C., Cohen, M.M., Harrison, R.C., Holubitsky, I.B.: The selective nerve stain leucomethylene blue as an intraoperative aid to achieving complete vagotomy. Gut **11**, 881-882 (1970).
13. Goligher, J.C.: A technique for highly selective (parietal cell or proximal gastric) vagotomy for duodenal ulcer. Brit. J. Surg. **61**, 337-345 (1974).
14. Grassi, G.: Highly selective vagotomy with intraoperative acid secretive test of completeness of vagal section. Surg. Gynec. Obstet. **140**, 259-264 (1975).
15. Grassi, G., Orecchia, G.: A comparison of intraoperative tests of completeness of vagal section. Surgery **75**, 155-160 (1974).
16. Grassi, G., Orecchia, G., Sbuelz, B., Grassi, G.B.: Vagotomie supra-sélective et test acido-secrétoire per-opératoire. J. Chir. (Paris) **107**, 275-282 (1974).
17. Giurguis, H.A., Metta, F.: The effect of splenectomy on the reduction of gastric acid secretion after super selective vagotomy. Chir. gastroent. **9**, 37-39 (1975).
18. Hedenstedt, S., Moberg, S.: The completeness of selective proximal vagotomy tested peroperatively with pH metry. Acta chir. scand. **137**, 551-554 (1971).
19. Hollender, L.F., Otteni, F.: La vagotomie supra-sélective: bases anatomiques et physiologiques, modalités techniques, indications. Chir. **99**, 446-459 (1973).
20. Hollender, L.F., Otteni, F.: Technique de la vagotomie supra-sélective. J. Chir. (Paris) **106**, 378-386 (1973).
21. Hollender, L.F.: Trunkuläre Vagotomie. In: Vagotomie, S. 58. Stuttgart: Thieme 1976.

22. Imperati, L., Natale, C., Marinaccio, F.: Acid-fundic selective vagotomy of the stomach without drainage in the treatment of duodenal ulcer: technique and results. Brit. J. Surg. **59**, 602–605 (1972).
23. Johnston, D., Wilkinson, A.R.: Highly selective vagotomy without a drainage procedure in the treatment of duodenal ulcer. Brit. J. Surg. **57**, 289–296 (1970).
24. Kennedy, T., Johnston, G.W., Macrae, K.D., Spencer, Anne E.F.: Proximal gastric vagotomy: interim results of a randomized controlled trial. Brit. med. J. **1975 II**, 301–303.
25. Kusakari, K., Nyhus, L.M., Gillison, E.W., Bombec, C.T.: An endoscopic test for completeness of vagotomy. Arch. Surg. **105**, 386–391 (1972).
26. Larsson, J.O.: Demonstration of a refractory period of the parietal cell after vagotomy with special reference to the Grassi test. Chir. gastroent. **7**, 367–376 (1973).
27. Larsson, J.O.: Le pH de la muqueuse gastrique avant et après vagotomie. Le test de Grassi. Gazz. San. (Ed. Fr.) **4**, 131–139 (1973).
28. Lee, M.: A selective stain to detect the vagus nerves in the operation of vagotomy. Brit. J. Surg. **56**, 10 13 (1969).
29. Murray, G.: Sprouting of nerves: some consequences of vagotomy and sympathectomy. Gastroenterology **42**, 197–200 (1962).
30. Pritchard, G.R., Griffith, C.A., Harkins, M.N.: A visual demonstration of the vagal release of gastrin. Amer. J. Surg. **115**, 191 (1968).
30. Rosatti, I., Serantoni, G., Ciani, P.A.: Extended selective proximal vagotomy: observations on a variant in technique. Chir. gastroent. **10**, 33–37 (1976).
31. Saubier, E.C., Partensky, C., Lagoutte, J., Shellhorn, J., Mazziotti, A.: Vagotomie hypersélective sans drainage dans le traitement de l'ulcère duodénal. Résultats préliminaires de 60 observations. Lyon chir. **71**, 230 234 (1975).
32. Stoller, J.L., McDonald, T.J., Nunn, P.J.: A method of measuring the alkaline area of the stomach during operation. Surg. Forum **19**, 316 (1968).
33. Suzuki, H., Nagao, F.: Appraisal of endoscopic approach in surgery for peptic ulcer. Chir. gastroent. **10**, 17–26 (1976).

7. Ergebnisse

Seit ihrer ersten Beschreibung 1967 hat die selektive proximale Vagotomie eine zunehmende Verbreitung gefunden. Sie wird besonders in den angelsächsischen Ländern (England und Skandinavien), in der Bundesrepublik Deutschland und in Italien ausgeführt. In den Vereinigten Staaten findet das Verfahren nur eine geringe Resonanz. In Frankreich ruft sie ein gewisses Interesse hervor.

Ungeachtet der Schwierigkeit, die verschiedenen Veröffentlichungen zu überblicken, ist anzunehmen, daß bisher 7000–8000 selektive proximale Vagotomien in der Welt ausgeführt wurden. Der Vorwurf des geringen Zeitintervalls ist mehr und mehr zu vernachlässigen, da einige Statistiken bereits über 7jährige Erfahrungen berichten. Es muß aber zugegeben werden, daß auch dies noch unzureichend ist.

Wir schlagen jetzt vor, die Ergebnisse in einem logischen Ablauf zu betrachten: klinische, radiologische, funktionelle und hormonale Untersuchungen.

7.1 Klinische Ergebnisse

7.1.1 Morbidität und Mortalität

7.1.1.1 Intraoperative Komplikationen

Intraoperative Komplikationen sind selten und im allgemeinen ohne Bedeutung. Sie sind für die Vagotomie nicht spezifisch und können bei jedem chirurgischen Eingriff im Oberbauch vorkommen. Durch eine atraumatische chirurgische Technik muß ihr Auftreten vermindert und möglichst ganz ausgeschaltet werden. Wir wollen uns nicht bei den einfachen Rupturen oder Ausrissen des Netzes aufhalten und auch nicht von den Folgen brutaler Manipulationen mit Haken, die zu einer Leberverletzung führen, sprechen.

Dagegen sollen erwähnt werden:
– Verletzungen des Ösophagus, die nach Übersehen einen sehr schweren Verlauf nehmen können

— Verletzung der Milz, die eine Splenektomie erfordert und damit unter Umständen zu einer Beeinträchtigung der Magendurchblutung führen kann
— iatrogene Magenperforationen.

Verletzungen des Ösophagus

Einige anatomische und ätiologische Umstände können ihr Auftreten begünstigen, z.B. das gleichzeitige Bestehen einer Hiatushernie, Notfalleingriffe oder Reinterventionen im Hiatusbereich. Perforationen der Vorderwand werden durch eine ausgedehnte Dissektion der Wand erklärt. Verletzungen der Hinterwand entstehen durch einen zu starken Zug nach oben. Beide Perforationslokalisationen haben etwa die gleiche Häufigkeit. Die Prognose hängt wesentlich vom intraoperativen Erkennen der Verletzung ab. Wenn sie erkannt und mit einer Fundoplicatio übernäht wird, heilt die Ösophagusverletzung im allgemeinen gut aus. Wenn sie übersehen wird, führt sie zu einer Peritonitis, Mediastinitis oder Pleuritis, deren Verlauf meist schlecht ist.

Eine Umfrage von Johnston [25] über die Morbidität und Mortalität von 5539 selektiven proximalen Vagotomien erwähnt keine Ösophagusverletzung. Wir haben bei 702 trunkulären Vagotomien [16] auch keine Ösophagusverletzung gesehen. Unsere jetzige Serie von 144 selektiven proximalen Vagotomien, die zwischen Juni 1972 und April 1976 ausgeführt wurden, enthielt eine Ösophagusperforation, die mit Naht und Fundoplicatio ohne weitere Folgen verlief. Außer bei prädisponierenden Veränderungen hängt die Perforation direkt mit einer zu weit gehenden Dissektion der Kardiagegend zusammen. Deshalb bestehen wir im Verlaufe dieses Schrittes des Eingriffs auf einer besonders sorgfältigen und vorsichtigen Technik. In jedem Fall verhindert die Seltenheit dieser Komplikation, wie aus großen Serien selektiver proximaler Vagotomien hervorgeht, daß sie einen wesentlichen Einfluß auf die Gesamtmorbidität hat.

Milzverletzung

Zweifellos sind bei den verschiedenen Formen der Vagotomie Verletzungen der Milz die häufigsten intraoperativen Zwischenfälle. Eine brutale Freilegung der Gegend an Ösophagus, Kardia und Fundus (Abb. 35) und wiederholte Manipulationen am Magen üben einen schädigenden Zug auf die peritonealen Anheftungsstellen der Milz aus. Bei ungewöhnlichen Adhäsionen mit der großen Kurvatur führen sie zu Verletzungen, die eine Splenektomie unumgänglich machen.

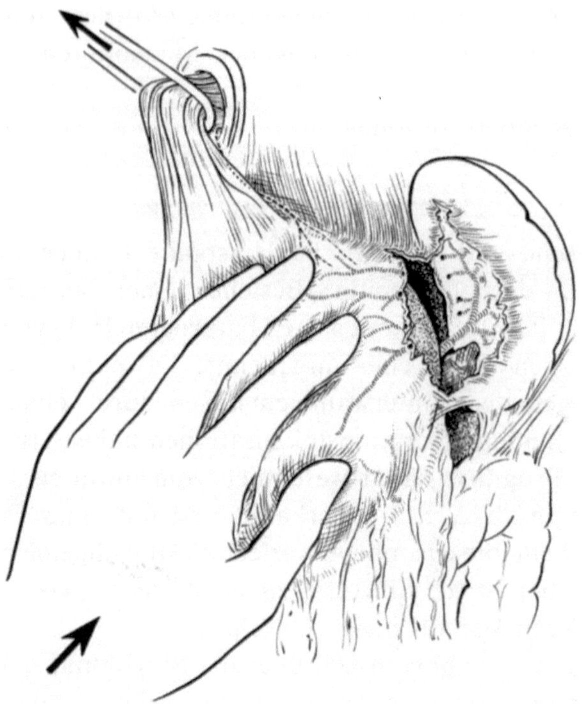

Abb. 35. *Manipulationen, die die Milz traumatisieren*

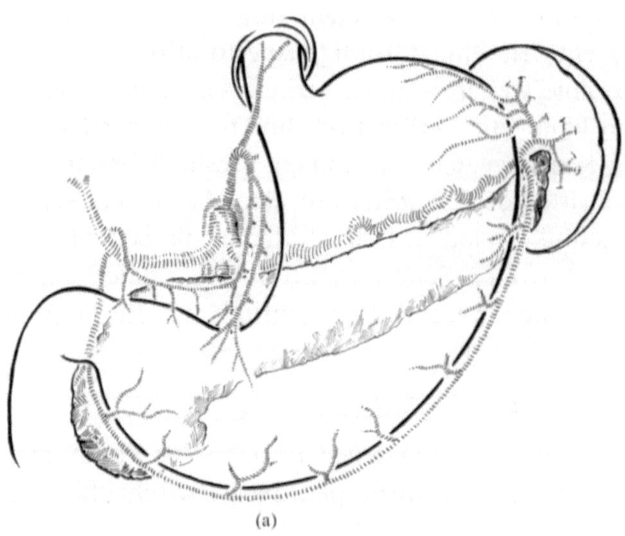

Abb. 36a–b. *Folgen der selektiven proximalen Vagotomie auf die Gefäßversorgung:* (a) Ausfall der A. coronaria ventriculi und ihrer beiden Endäste. (b) Bei iatrogener Splenektomie und bei fehlendem Ramus fundocardiacus posterior (Rouvière) ist die Gefahr einer Fundusnekrose gegeben. Bei iatrogener Splenektomie vermindert der vorhandene Ramus fundocardiacus posterior das Risiko einer Nekrose des Fundus

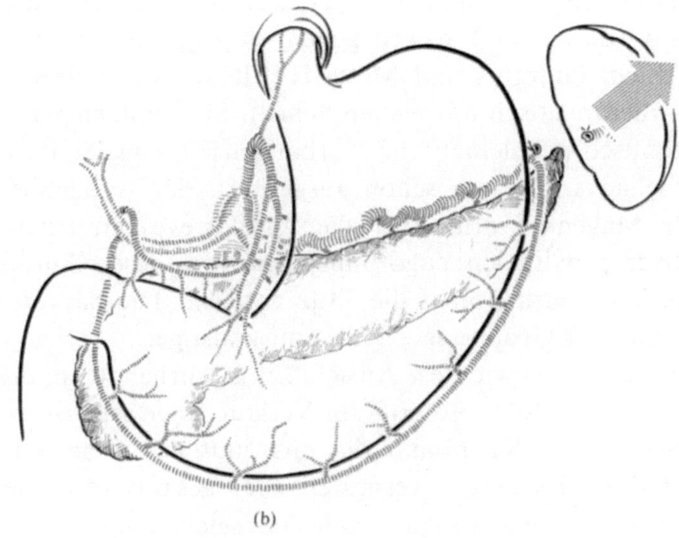

(b)

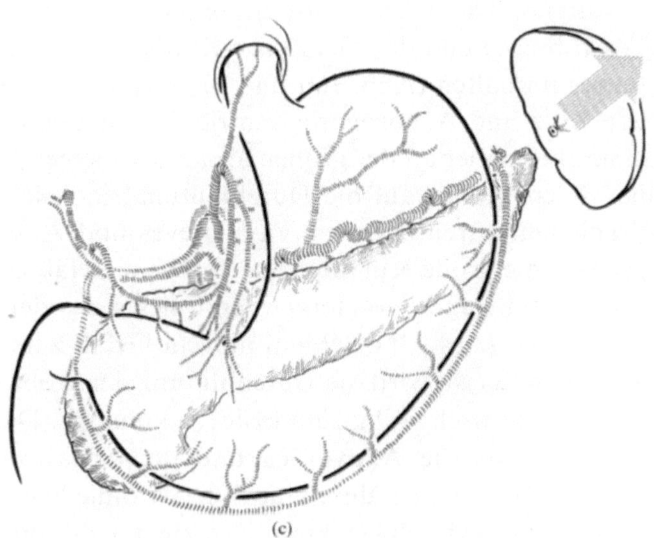

(c)

Neue Veröffentlichungen über die selektive proximale Vagotomie erwähnen den Prozentsatz von Splenektomien nicht. Bei 144 selektiven proximalen Vagotomien, die wir bis zum April 1976 ausgeführt haben, wurde eine Splenektomie notwendig.

Nach den Angaben einiger Autoren erscheint dieses Mißgeschick bedeutungslos, da manche so weit gehen, sie sogar als Routinemaßnahme zu empfehlen. Guirguis und Metta [11] halten die Splenektomie sogar für einen therapeutisch hilfreichen Schritt. Sie gründen ihre Ansicht auf das anatomisch problematische Vorhandensein vagaler Fasern aus dem Plexus coeliacus, die, wie schon ausgeführt, der A. lienalis folgen und die große Magenkurvatur über die Vasa breves erreichen sollen. Bei 30 selektiven proximalen Vagotomien, die von diesen Autoren durchgeführt wurden, wurde 15mal die Milz entfernt. Die Säurereduktion der splenektomierten Gruppe sei signifikant günstiger.

Persönlich halten wir diese Ansicht für gefährlich, denn die Splenektomie ist kein folgenloser Eingriff im Verlauf einer selektiven proximalen Vagotomie. Unsere Kenntnisse der anatomischen Gefäßversorgung des Magens lassen dies bereits vermuten. Der gesamt vertikale Anteil des Bogens der A. gastrica sinistra wird bei der selektiven proximalen Vagotomie durchtrennt. Die Kollateralen der A. coronaria ventriculi, besonders die Gefäße zum vorderen Teil der Kardia und des Fundus, werden ebenso wie die Magenäste, die aus ihren Endästen entspringen, durchtrennt. Die Durchblutung des gesamten Versorgungsgebietes der A. coronaria ventriculi verschwindet. Die Durchblutung der großen Kurvatur wird nur durch die Vasa breves und das Gefäß zur Kardia und zum hinteren Fundusanteil aufrechterhalten (Abb. 36a und b). Wenn sich die Versorgungsgebiete von Milz und A. coronaria ventriculi weit überlappen, ist die Trennungslinie eher näher an der großen als an der kleinen Kurvatur. Die Folgen einer Splenektomie auf die Durchblutung sind nicht zu vernachlässigen. Nach Durchtrennung der Vasa breves und Ausschaltung des Milzgebietes wird die große Kurvatur nur von dem Gefäß zum hinteren Teil von Kardia und Fundus versorgt, wenn dieses aus dem Stamm der A. lienalis entspringt (Abb. 36c). Wenn nur ein Gefäß zum hinteren Teil des Fundus vorhanden ist, wird die Durchblutung der großen Kurvatur und des Korpus theoretisch völlig zum Erliegen kommen. Die Versorgung muß sich dann über die A. pylorica und die A. gastroepiploica abspielen, deren linker Anteil auch durch die Splenektomie beeinträchtigt sein kann. Außerdem führt die Splenektomie zu einer vollständigen Devaskularisation, wenn der hintere Zugang zum N. posterior von Latarjet gewählt wird, der in einer Durchtrennung des Lig. gastrocolicum und der A. gastroepiploica dextra besteht [18–21]. Dann bleibt als einzige Versorgungsquelle die A. pylorica.

Indem wir uns auf vielleicht übertriebene Ansichten stützen, glauben wir, daß es gerechtfertigt ist, wenn man zu Beginn des Eingriffs eine

Splenektomie durchführen muß, die selektive proximale Vagotomie zugunsten einer trunkulären Vagotomie mit Pyloroplastik zu verlassen. Es gibt tatsächlich eine spezifische Komplikation der selektiven proximalen Vagotomie durch eine Ischämie, die über eine Nekrose zu einer sekundären Magenperforation führt. Wir werden darauf zurückkommen.

Magenperforation

Dieses Ereignis muß mitgeteilt werden. Es kann zu Beginn der Dissektion der kleinen Kurvatur eintreten. Wenn sie sofort bemerkt wird, ist sie harmlos. Die einfache Übernähung und der Verschluß der Serosa der kleinen Kurvatur darüber führen sicher zu einem günstigen Verlauf. Fünf Fälle wurden kürzlich von Kalaya et al. [29] berichtet.

Hämatom des kleinen Netzes

Ein Hämatom des kleinen Netzes, das den Nerv von Latarjet einscheidet, kann auftreten. Es kann als ein unwichtiges Ereignis angesehen werden und rechtfertigt unserer Meinung nach keine Drainageoperation, da wir glauben, daß trotz eines Hämatoms die funktionelle Integrität des Nervs erhalten bleibt.

Obwohl diese verschiedenen intraoperativen Zwischenfälle beschrieben und bekannt sind, haben sie quantitativ kaum eine Bedeutung.

7.1.1.2 Frühe postoperative Komplikationen

Intraperitoneale Blutungen

Die Notwendigkeit einer sorgfältigen Blutstillung im Bereich der kleinen Kurvatur ist bereits unterstrichen worden. Vielfache Ligaturen an einem Organ, das für seine gute Durchblutung bekannt ist, können nicht in jedem Fall eine Nachblutung verhindern. Guillet, Cuilleret und Maillet in Lyon [45] beschrieben zwei Fälle mit intraperitonealer Blutung, die zu einer Reintervention führten. Bei der Relaparotomie wurde eine erhebliche intraperitoneale Blutung durch Aufgehen von Netzligaturen festgestellt. Kalaya et al. [29] berichten sieben Blutungen bei 266 selektiven und selektiven proximalen Vagotomien. In unserem eigenen Krankengut konnten wir keine beobachten. Wir betonen aber erneut, daß folgendes zu beachten ist: Die zu durchtrennenden Portionen müssen klein sein, die Ligaturen sorgfältig und kontrolliert ausgeführt werden. Außerdem schlagen wir die systematische Peritonealisierung der kleinen Kurvatur vor.

Nekrose der kleinen Kurvatur

Es scheint sich hier um eine spezifische Komplikation der selektiven proximalen Vagotomie zu handeln. Sie wurde früher im Zusammenhang mit trunkulärer oder selektiver Vagotomie nicht beschrieben. Johnston beschreibt 10 Fälle unter 5539 selektiven proximalen Vagotomien. Fünf von diesen verstarben. In der eigenen Serie wurde dieser Zwischenfall nicht beobachtet. Er tritt nach Newcombe [40] einmal auf 500 selektive proximale Vagotomien auf und führt ungefähr einmal auf 1000 selektive proximale Vagotomien zum Tode. Die genaue Pathogenese blieb bisher noch unklar. Die Nekrose ist wahrscheinlich ischämischen Ursprungs. Man kann dafür die unvollständige Ausbildung des submukösen Versorgungsnetzes im Bereich der kleinen Kurvatur verantwortlich machen, das im Gegensatz zu dem gut ausgebildeten Anastomosennetz in der Submukosa der Hinter- und Vorderwand des Magens steht.

Die Arterien für die Mukosa im Bereich der kleinen Magenkurvatur kommen unmittelbar aus dem arteriellen Bogen und verteilen sich, nachdem sie die Muskulatur durchbrochen haben, in der Schleimhaut ohne Bildung eines submukösen Netzes. Die Vagotomie reduziert den Blutstrom zur Magenmukosa um 30–50%. Die Wirkung der anatomischen Devaskularisation kann wahrscheinlich dadurch aufgehoben werden, daß sich arteriovenöse und submuköse Shunts eröffnen, die im Bereich der kleinen Kurvatur die geringe Ausprägung der submukösen vaskulären Plexus kompensieren und so eine ischämische Nekrose verhindern.

Was auch immer der Grund ist, die Möglichkeit dieser Komplikation muß beachtet werden und man muß ihr vorbeugen. Die Devaskularisation des Magens muß man auf das notwendige Minimum beschränken und alle Arterien erhalten mit Ausnahme der Äste der A. coronaria ventriculi, die man opfern muß. Die Vasa breves müssen erhalten werden. Eine iatrogene Splenektomie soll man vermeiden, denn sie erhöht das Risiko der Magennekrose. Aus dem gleichen Grund ist die systematische Peritonealisierung der kleinen Kurvatur eine gerechtfertigte Vorsichtsmaßnahme.

Die Nekrose der kleinen Kurvatur scheint eher bei renaler Insuffizienz vorzukommen. Largiadèr [32] aus Zürich berichtet über zwei Fälle unter 12 selektiven proximalen Vagotomien, die bei Duodenalulkusträgern prophylaktisch durchgeführt wurden. Es handelte sich allerdings um Transplantationskandidaten mit Niereninsuffizienz, bei denen einer Ulkusblutung vorgebeugt werden sollte. Die Erklärung des Autors lautet: Hypertonie und Urämie führen zu einer Entwicklung von Shunts im Bereich des Magens. Diese können die Wirkung der Vagotomie auf die Blutverteilung potenzieren, die beim Normalpatienten um ein Drittel gesenkt wird. Wenn man dieser Argumentation folgt, ist die selektive proximale Vagotomie bei Urämie, Hypertonie und höherem Alter kontraindiziert.

Die klinischen Symptome der Nekrose der kleinen Kurvatur können verschiedenartig sein: Auftreten eines paralytischen Ileus ohne erkennbare Ursache oder auch eindeutige Zeichen einer Peritonitis. Das Auftreten von peritonealen Symptomen in den ersten 10 Tagen nach dem Eingriff macht von vornherein die Indikation zur Relaparatomie leicht, wenn man an diese mögliche Komplikation denkt.

Normalerweise ist die einfache Naht des perforierten Bereiches ausreichend. Die Magenresektion erscheint zu weitgehend. Die Prognose hängt hauptsächlich von der frühen Reintervention ab. In unserer Serie haben wir dieses Ereignis nicht gesehen.

Man muß jedoch mitteilen, daß Cuilleret [6], der kürzlich systematische Kontrollendoskopien 10 Tage postoperativ ausführte, akute Ulzera an der kleinen Kurvatur festgestellt hat. Diese entstanden wahrscheinlich auf dem Boden einer Ischämie, ohne daß ihnen eine klinische Bedeutung zukommt. Sie heilen spontan ab. Dieses Problem hängt ohne Zweifel unmittelbar mit den vaskulären Veränderungen nach einer selektiven proximalen Vagotomie zusammen.

Zum Schluß dieses Kapitels müssen wir nochmals darauf hinweisen, daß wir besonderen Wert auf eine minimale Devaskularisation legen.

Magenatonie

Als echtes Zeichen einer chronischen Magenlähmung kann sie zu folgenden Schwierigkeiten führen:

Ösophagitis, aufgetriebener Leib, postprandiales Völlegefühl, behindertes Aufstoßen. Sie kann von einer intestinalen Atonie mit einem abdominellen Meteorismus und Zurückhaltung von Gas begleitet sein.

Johnston [25] hat unter 5539 selektiven proximalen Vagotomien nur 36 Fälle mit einer frühen Stase (0,65%) feststellen können. Von diesen mußten sieben nachoperiert werden, die anderen Fälle besserten sich spontan.

Magenlähmung

Dieser Zwischenfall wurde nach selektiver proximaler Vagotomie bisher nicht berichtet. Dies ist verständlich, wenn die Magendenervation nicht vollständig ist. Philippe [42] fand nach trunkulärer Vagotomie eine Häufigkeit von 0,49%.

Frühe postoperative Diarrhöe

Der transitorische Durchfall nach trunkulärer Vagotomie tritt mit einer Häufigkeit von 10–30% auf. Er stellt eher eine vorübergehende Unfähigkeit der Anpassung als eine echte Komplikation dar und verschwindet spontan im Verlaufe weniger Tage. Der schwere Durchfall, eine echte Komplikation, ist viel seltener und tritt lediglich mit einer Häufigkeit von unter 1% auf. Er kann zu erheblichen Flüssigkeitsverlusten führen, die choleraähnlich werden können, aber nur in allerseltensten Fällen tödlich ausgehen. Nach selektiver proximaler Vagotomie sind diese Komplikationen als Ausnahmen anzusehen.

Dysphagie und Speiseröhrenveränderungen

Dysphagie, gastroösophagealer Reflux und Aufstoßen können als frühe Komplikationen einer Vagotomie angesehen werden. Die leichten Formen sind häufig und verschwinden spontan im Verlauf von 14 Tagen. Ihre Häufigkeit ist schwierig abzuschätzen, da sie flüchtig sind und schnell vorbeigehen. Deswegen wurde nach selektiver proximaler Vagotomie nur selten darüber berichtet.

Reaktivierung einer lange zurückliegenden Ulkusblutung

Die Reaktivierung einer früher aufgetretenen Ulkusblutung nach der Vagotomie muß nur erwähnt werden. Es handelt sich um eine extreme Seltenheit, auch wenn ihre schwerwiegende Bedeutung durch die Häufigkeit des tödlichen Ausgangs bestätigt wird. Bisher wurde nach selektiver proximaler Vagotomie kein Fall veröffentlicht.

Die partielle Denervierung des Magens zeigt postoperativ bemerkenswert günstige Ergebnisse. Die möglichen Folgen nach trunkulärer Vagotomie, die wir berichtet haben, erscheinen praktisch niemals nach selektiver proximaler Vagotomie.

Alle neueren Veröffentlichungen über die selektive proximale Vagotomie betonen die bemerkenswert harmlosen Operationsfolgen, die wirklich auf ein Minimum reduziert sind. Besonders betont werden muß die Unnötigkeit der Magensonde, das frühe Wiederauftreten der Darmpassage nach 24–48 Std, die schnelle Normalisierung der Verdauung, das Fehlen von Schluckauf, Atonie, Durchfall und die sofortige Beseitigung des Ulkusschmerzes, sowie eine mittlere kurze Krankenhausaufenthaltsdauer von 10–15 Tagen. Die allgemeinen Komplikationen entsprechen denen der übrigen Bauchchirurgie und es erübrigt sich, sie für den besonderen Fall der selektiven proximalen Vagotomie individuell darzustellen.

7.1.1.3 Mortalität

In der Übersichtsarbeit von Johnston beträgt sie 17 von 5539 Operierten, d.h. 0,3%. Die Ursachen dieser Todesfälle war in fünf Fällen eine Nekrose der kleinen Kurvatur und zweimal eine intraperitoneale Blutung. Die übrigen Fälle hatten allgemeine Ursachen, unabhängig von der Operation (Myokardinfarkt: 4, Lungenembolie: 3, respiratorische Insuffizienz: 2 und Mesenterialembolie: 1).

Die großen Serien von Grassi [10] (630), Hedenstedt et al. [12] (400), Johnston und Amdrup [26] (350) sowie Burge (400) berichten über keinen Todesfall.

Unter den eigenen 144 selektiven proximalen Vagotomien beobachteten wir zwei Todesfälle, die von der Methode völlig unabhängig auftraten. Sie waren durch eine diffuse Darmblutung bei Leberzirrhose, einmal verbunden mit einer Ösophagusvarizenruptur bedingt.

Die Mortalität der selektiven proximalen Vagotomie liegt deutlich unter der anderer Eingriffe zur Behandlung des Ulcus duodeni, die zwischen 0,66 und 1,80% schwanken. So wird zum Beispiel die Operationsmortalität für die trunkuläre Vagotomie mit Drainage von Johnston [25] mit 0,8% auf 6490 Kranke und die der trunkulären Vagotomie mit Antrektomie mit 1,6% auf 1725 Patienten angegeben.

Die selektive proximale Vagotomie hat also den Vorteil geringer Frühfolgen und einer Morbidität und Mortalität, die im allgemeinen vernachlässigbar sind. Als Nachteil muß die Möglichkeit der Nekrose der kleinen Kurvatur als spezifische Folge angesehen werden. Sie ist abhängig von der mehr oder weniger ausgedehnten Devaskularisierung des proximalen Magens, eine Komplikation, die zum Tode führen kann (0,1%). Ihre schwerwiegenden Folgen werden sicher durch ihre große Seltenheit gemindert, aber an das evtl. Risiko muß gedacht werden.

7.1.2 Mittelfristige klinische Ergebnisse

7.1.2.1 Aktueller Stand

Die größten Serien erstrecken sich über 7 Jahre (Johnston, Amdrup, Grassi, Hedenstedt [3, 10, 12, 26]).

Unsere persönliche Erfahrung umfaßt 4 Jahre. Diese Zeitintervalle stellen eine vielversprechende mittelfristige Fortsetzung der günstigen anfänglichen klinischen Resultate dar. Mit Rücksicht auf immer mögliche, unerwartete Komplikationen muß die Beurteilung auch in der Zukunft noch vorsichtig sein. Die große Unbekannte bleibt das Rezidivrisiko.

7.1.2.2 Komplikationen an Kardia und Ösophagus

Das für alle Arten der Vagotomie im Bereich von Kardia und Ösophagus gemeinsame Vorgehen schafft die anatomischen Voraussetzungen für ein Aufsteigen des Ösophagus durch eine Öffnung des His-Winkels. Die Lockerung der kleinen Kurvatur aus ihrer Verankerung durch die A. coronaria ventriculi im Rahmen der selektiven proximalen Vagotomie erleichtert zusätzlich das Hochsteigen der Speiseröhre. Die Häufigkeit der Komplikationen an Kardia und Ösophagus wird unterschiedlich beurteilt. Saubier et al. [43] berichten den Fall einer selektiven proximalen Vagotomie, der durch die Strangulation einer in die linke Pleura durchgebrochenen Hiatushernie kompliziert war. Seitdem verschließen diese Autoren systematisch die Zwerchfellschenkel.

Unter 72 selektiven proximalen Vagotomien, die nach einem Zeitintervall von mindestens 6 Monaten nachuntersucht wurden, beobachteten wir sechs Fälle mit gastroösophagealem Reflux, der vorher nicht bestand. Drei von diesen Patienten hatten klinische Symptome mit einem Fall einer röntgenologisch sichtbaren Hiatushernie. Zwei von diesen Kranken wurden nach Visick III eingeteilt, da sie iatrogen bedingte Symptome hatten, obwohl ihr Ulkus geheilt war [39].

Nachdem wir ursprünglich den His-Winkel belassen hatten, wie er war, schließen wir ihn jetzt, indem wir die große Kurvatur auf eine Strecke von 5–6 cm an den abdominellen Ösophagus nähen. Anschließend konstruieren wir systematisch eine Hemifundoplicatio nach Dor [8].

Temple und McFarlan [44] haben kürzlich darauf hingewiesen, daß ein gastroösophagealer Reflux nach selektiver proximaler Vagotomie nicht auftreten kann und deswegen auch keine Vorkehrungsmaßnahmen notwendig sind.

7.1.2.3 Diarrhöe

Die chronische Diarrhöe ist die schwerwiegendste Folge der trunkulären Vagotomie. Verschiedene Theorien über ihre Ursache wurden aufgestellt: Gastrointestinaler Infekt, Veränderungen im Bereich des Pankreas oder der Gallenwege. Für McKelvey [35], McKelvey et al. [36] ebenso wie für Madsen et al. [38] sind Magenentleerung und beschleunigte Dünndarmpassagezeit dafür verantwortlich.

Kann man unter Berücksichtigung dieser beiden Tatsachen die selektive proximale Vagotomie wirklich die Vagotomie ohne Diarrhöe nennen?

Die allgemein berichteten Prozentsätze nach selektiver proximaler Vagotomie schwanken zwischen 0 und 5%, wie Tabelle 1 zeigt.

Tabelle 1. Chronische Diarrhöe in Prozent

Autor (Jahr der Veröffentlichung)	Zahl der Fälle	Durchfall (%)
Grassi et al. (1975)	488	0
Amdrup et al. (1974)	271	5
Imperati et al. (1973)	162	0
Johnston et al. (1972)	150	3
Jensen (1974)	100	1
Dalmas (1975)	85	0
Wastell et al. (1974)	77	5
Liavag u. Roland (1973)	55	0
Jordan (1974)	35	3,1

Aus der vergleichenden Studie von Johnston und Goligher [27, 9] geht hervor, daß Durchfall ein Jahr nach selektiver proximaler Vagotomie nicht häufiger als in einer Normalbevölkerung auftritt. In Tabelle 2 sind die Prozentzahlen entsprechend den verschiedenen Arten der Vagotomie aufgeführt. Daraus geht eindeutig hervor, daß Diarrhöe nach selektiver proximaler Vagotomie selten ist.

Tabelle 2. Diarrhöe in Prozent bei den 3 Arten der Vagotomie (T.V. = trunkuläre Vagotomie; S.V. = selektive Vagotomie; S.P.V. = selektive proximale Vagotomie; P. = Pyloroplastik)

	T.V. + P. 50 Fälle	S.V. + P. 50 Fälle	S.P.V. 50 Fälle
Diarrhöe	24%	18%	2%
schwere Diarrhöe	6%	2%	0%

Johnston und Goligher [27, 9] haben drei Gruppen von 50 Kranken nach Einnahme von hypertoner Glukoselösung studiert. Bei 15 Patienten jeder Gruppe kann diese Maßnahme Durchfall mit folgender Häufigkeit hervorrufen:

67% bei den trunkulären Vagotomien mit Pyloroplastik
63% bei den selektiven Vagotomien mit Pyloroplastik
13% bei den selektiven proximalen Vagotomien ohne Pyloroplastik
9% bei Kontrollpatienten.

De Miguel et al. [7] haben nach trunkulärer Vagotomie mit Pyloroplastik bei 40% ihrer Operierten Durchfälle gesehen. Nach selektiver Vagotomie beträgt die Zahl 20% und fällt nach selektiver proximaler Vagotomie auf 7%. Nur bei zwei von 72 Patienten, die mit einem Zeitintervall von mindestens 6 Monaten nachuntersucht wurden, bestanden Durchfälle:

Einmal leichte, gutartige Diarrhöe, einmal schwere Diarrhöe; dies aber bei einem Kranken, der seit vielen Jahren an einer schweren Kolonerkrankung leidet.

Der Vorteil der selektiven proximalen Vagotomie ohne Drainage erscheint also eindeutig. Dieser Vorteil wird aber durch eine gleichzeitige Magendrainage wieder aufgehoben.

Goligher, Johnston und Amdrup beobachteten dabei häufiger Diarrhöen. Sawyers betont die ungünstige Wirkung der Pyloroplastik.

7.1.2.4 Das Dumping-Syndrom

Das echte Dumping-Syndrom, das gleich am Ende einer Mahlzeit oder spätestens nach 10 min auftritt, vereinigt vasomotorische Symptome (Schweißausbrüche, Hitzewallungen, Blässe, aufgedunsenes Gesicht) mit Verdauungsstörungen (Völlegefühl, aufgetriebener Leib, Übelkeit, Aufstoßen) und allgemeinen Symptomen (schwere Kollapsneigung mit Herzsymptomen, Ohnmacht, Blutdruckschwankungen). Das Dumping-Syndrom tritt in verschiedenen Schweregraden auf. Die schweren Fälle umfassen alle vorher erwähnten Symptome. Die leichten Ausprägungsformen zeigen Schweißausbrüche mit postprandialer Kreislaufschwäche. Ursprünglich wurde das Dumping-Syndrom als Folge der Vagotomie beschrieben. Es wird unmittelbar durch eine chirurgische Maßnahme hervorgerufen, die die Magenentleerung verändert. Der wahre Grund für das Dumping ist die Ausschaltung der Pylorusbremse der Magenentleerung.

Die verschiedensten pathophysiologischen Theorien wurden aufgestellt, aber der auslösende Mechanismus nie diskutiert. Es ist übrigens experimentell reproduzierbar. Da Magenretention und Durchmischung der Speisen fehlen, fällt der Speisebrei sofort in den Dünndarm. Dies führ zur Hyperosmolarität des Jejunalinhaltes.

Die angelsächsischen Autoren Amdrup, Johnston, Wastell und Clarke weisen auf die Bedeutung der Magenentleerung nach Vagotomie bei der Entstehung des Dumping-Syndroms hin. Die trunkulären und selektiven Vagotomien gehören wegen der unumgänglichen Magendrainage in diese

Kategorie. So sind nach trunkulärer Vagotomie die Prozentzahlen relativ hoch. Sie schwanken zwischen 2 und 25% mit einem Mittel von ungefähr 10% (Dragstedt 1974: 7%, Humphrey 1972: 20%, Goligher 1972: 13,8%, Herrington 1967: 25%). Wir selbst haben bei 702 trunkulären Vagotomien sechs schwere Dumping-Syndrome und 12 leichte Formen gesehen. Das ist eine Gesamtprozentzahl von 2,5%.

Die selektiven Vagotomien zeigen keine besseren Ergebnisse. Die Prozentsätze bleiben hoch: Larrieu 1972: 6,3% unter 173 Fällen, Kennedy 1975: 39% von 50, Sawyers 1974: 14% bei 63. Der Einfluß der Drainageart ist unterschiedlich. Zwischen Pyloroplastik und Gastroenterostomie gibt es keinen Unterschied, während interessanterweise die Antrektomie bessere Ergebnisse bringt.

Die selektive proximale Vagotomie erhält die Einheit von Antrum, Pylorus und Duodenum. Da die Magenentleerung fast normal bleibt, entfällt der Auslösungsmechanismus des Dumping-Syndroms.

Humphrey et al. [17] untersuchten die Häufigkeit des Dumpings nach den drei Vagotomieformen.

Tabelle 3. Dumping ein Jahr nach trunkulärer, selektiver und selektiver proximaler Vagotomie (Johnston: kontrollierte Studie)

	T.V.+P. 50 Fälle	S.V.+P. 50 Fälle	S.P.V. 50 Fälle
Dumping	20%	34%	4%

Hypertone Glukoselösung führt zu Dumping in:
  20% bei Kontrollpersonen
  73% nach trunkulärer Vagotomie
  80% nach selektiver Vagotomie
  47% nach selektiver proximaler Vagotomie.

Clarke und Williams [5] haben die provozierte Magenentleerung bei 40 Kranken, die in vier Gruppen eingeteilt wurden, untersucht: selektive Vagotomie mit und ohne Pyloroplastik, selektive proximale Vagotomie mit und ohne Pyloroplastik. Wastell et al. [47] haben 25 selektive proximale Vagotomien ohne Pyloroplastik und 22 selektive proximale Vagotomien mit Pyloroplastik untersucht. Bei beiden Autoren sind die Unterschiede in bezug auf das Dumping-Syndrom zwischen den beiden Drainageformen signifikant. Die Pyloroplastik scheint dafür verantwortlich zu sein. Im Gegensatz dazu muß die Serie von Holle [15] erwähnt werden,

der systematisch eine Pyloroplastik mit der selektiven proximalen Vagotomie verbindet (461 Fälle mit 0,6% Dumping). Die großen, neuen rando-
misierten Serien ergeben die in Tabelle 4 gezeigten Resultate.

Tabelle 4. Dumping in Prozent

Autor	Zahl der Fälle	%
Grassi et al. (1975)	44	0
Holle et al. (1972)	461	0,6
Johnston et al. (1972)	350	6
Imperati et al. (1973)	162	5,5
Amdrup et al. (1974)	108	5,6
Dalmas (1975)	85	2,3
Wastell et al. (1974)	77	9
Saubier et al. (1975)	60	0

Wir beobachteten unter unseren 72 Fällen: Zwei leichte (Visick II)
und ein schweres Dumping (1,3%), das 2 Jahre nach selektiver proximaler
Vagotomie mit Pyloroplastik auftrat [39].

7.1.2.5 Verdauungsbeschwerden

Unter dieser Überschrift fassen wir alle Erscheinungen zusammen, die
die normale Verdauung und ein gutes funktionelles Operationsergebnis
stören. Hauptsächlich sind dies: Völlegefühl, Druckgefühl, postprandiales Blähungsgefühl, Übelkeit, Erbrechen und Aufstoßen. Auftreten und
Häufigkeit von dyspeptischen Beschwerden nach längerem, postoperativ
freiem Intervall sind oft schwierig zu beurteilen. Sie scheinen mit den
Veränderungen von Motilität, Magenentleerung, Sekretion und der operativen Magendrainage in Beziehung zu stehen. In den veröffentlichten
Statistiken sind die Ergebnisse äußerst unterschiedlich und zeigen den
subjektiven Charakter der Beurteilung. Sie schwanken zwischen 10 und
30% nach trunkulärer Vagotomie.

Verhindert die selektive Vagotomie diese Störungen?

Kennedy et al. [30] hat 1973 eine Doppelblindstudie durchgeführt.
Beim Vergleich der dyspeptischen Beschwerden nach selektiver und trunkulärer Vagotomie mit Pyloroplastik treten sie nach der zweiten Form
doppelt so häufig auf.

Sind die Ergebnisse ohne Drainageoperation besser (Burge)?

Die Meinungen sind hier geteilt. Bei einigen Autoren begünstigt das
Fehlen einer Drainage die Verdauungsstörungen. Die Erhaltung der antralen Motilität stellt sich der verminderten Motilität des Fundus entge-

gen. Die Koordination zwischen Antrum und Fundus verschwindet. Für Holle [13] verlangsamt sich ohne Pyloroplastik nach selektiver proximaler Vagotomie die Entleerung und ruft eine Magenretention hervor. So stellten Wastell et al. [47] bei einem Vergleich der dyspeptischen Beschwerden nach 37 selektiven proximalen Vagotomien ohne Drainage und 41 selektiven proximalen Vagotomien mit Pyloroplastik fest, daß Verdauungsstörungen häufiger in der ersten Gruppe ohne Drainage auftraten. Für Bone et al. [4] und Amdrup [1] hängen die dyspeptischen Beschwerden nach selektiver proximaler Vagotomie von einer zu weitgehenden Denervierung des Antrums ab.

Der Vergleich der klinischen Ergebnisse der Untersuchungen von Johnston (Denervation beginnt 6 cm vom Pylorus) und der von Amdrup (Denervation beginnt 11 cm vom Pylorus) ergibt: 30% Druckgefühl im Oberbauch bei Johnston in Leeds; 17% Druckgefühl im Oberbauch bei Amdrup in Kopenhagen.

Die selektive proximale Vagotomie verhindert also die dyspeptischen Beschwerden nicht, aber vermindert sie. Imperati et al. [20] fanden bei 162 Fällen 10,2% mit Verdauungsstörungen. Amdrup beobachtete eindeutig weniger Verdauungsstörungen nach selektiver proximaler Vagotomie als nach jeder anderen Form der Vagotomie. Die vergleichenden Prozentzahlen von Johnston [23] sind maßgebend (Tabelle 5).

Tabelle 5. Zeichen der Verdauungsstörungen 2 Jahre nach Vagotomie

	S.P.V. 80 bzw. 40 Fälle	T.V.+P. 158 Fälle	T.V.+G.E. 110 Fälle
Durchfall	3	22	26
Frühdumping	6	10	11
Galleerbrechen	0	11	16
Blähungen	16	31	12
Nahrungsmittel- erbrechen	8	8	6
Druckgefühl im Oberbauch	30	47	28
Übelkeit	13	26	16
Spätdumping	2	3	6
Reflux	13	18	15
Schluckstörungen	1	1	0

Bei 72 Kranken, die wir klinisch nachuntersuchten, sahen wir praktisch niemals Übelkeit und Erbrechen [39]. Die häufigste postoperative Klage

ist postprandiales Blähungsgefühl. Es wurde als geringfügige, meist vage postprandiale Belästigung bei 11 unter 72 Kranken (15%) festgestellt. Dagegen waren das allgemeine Wohlbefinden und die normale Verdauung bei den operierten Kranken nach selektiver proximaler Vagotomie erstaunlich. Nur drei hatten nennenswerte Beschwerden. Ohne Verdauungsstörungen nach selektiver proximaler Vagotomie negieren zu wollen, sind sie beim Vergleich mit der trunkulären Vagotomie besonders während der ersten 6 postoperativen Monate eindeutig geringer.

7.1.2.6 Ulkusrezidive

Darunter verstehen wir entweder das Fortbestehen eines Ulkus nach dem Eingriff oder sein Wiederauftreten nach einer mehr oder weniger langen Heilungsperiode oder an anderer Stelle. Das Ulkusrezidiv wird nicht als Folge, sondern als Versagen der Vagotomie angesehen.

Die Diagnose eines Rezidivs gründet sich eher auf ein Bündel von Symptomen als auf ein spezifisches Kriterium.

— Die klinische Symptomatik ist oft wenig eindeutig

— Die röntgenologischen Zeichen sind wegen der postoperativen Veränderungen schwierig zu deuten

— Die Beurteilung der Säurewerte nach Insulinstimulation (Test von Hollander) wird zur Zeit erheblich diskutiert. Die Wirkung der selektiven proximalen Vagotomie auf die Säureverhältnisse wird später noch behandelt

— Nur ein positiver Befund bei der Gastroskopie kann als sicher angesehen werden, obwohl auch hier ein Irrtum immer möglich ist.

Die Rezidivhäufigkeit nach trunkulärer Vagotomie ist gering, im Mittel 4%. Ausländische Untersuchungsreihen enthalten unterschiedliche Zahlen: Dragstedt 55%, Farris 10,1%, Edwards 13,3%, Kennedy 9%, Goligher 1%, Burge 10%.

Die französischen Autoren erwähnen niedrige Zahlen zwischen 0 und 4,9% (Grosdidier 2,9% unter 659 Vagotomien).

Wir selbst sahen nach 702 trunkulären Vagotomien 12 nachweisbare Rezidive, d.h. 1,7% und 17 zweifelhafte Rezidive, die mit den sicheren zusammen die Gesamtprozentzahl auf 4% erhöhen [16].

Nach selektiver Vagotomie sind die Zahlen nur etwas niedriger: Alexiu fand unter 155 selektiven Vagotomien 4,5% Rezidive, Kennedy unter 342 Fällen 3%, Larrieu unter 181 Fällen 3,3%, Grassi unter 422 selektiven Vagotomien 5 Rezidive (1,1%).

Johnston berichtet nach einer vergleichenden Untersuchung über 2 Jahre bei den drei Arten der Vagotomie:

7% Rezidive nach trunkulärer Vagotomie und Pyloroplastik,
8% Rezidive nach selektiver Vagotomie,
3% nach selektiver proximaler Vagotomie.

Tabelle 6 zeigt die unterschiedliche Ulkusrezidivhäufigkeit nach selektiver proximaler Vagotomie bei großen Serien aus den letzten Jahren.

Tabelle 6. Ulkusrezidive nach selektiver proximaler Vagotomie

Autor (Jahr der Veröffentlichung)	Zahl der Fälle	Rezidive (%)
Holle et al. (1972)	732	0,68
Imperati et al. (1972)	162	0
Hedenstedt et al. (1972)	48	6
Amdrup et al. (1974)	108	1,8
Burge (1974)	268	1,1
Wastell et al. (1974)	78	2,5
Cuilleret et al. (1975)	22	0
Dalmas (1975)	85	4,7
Grassi et al. (1975)	418	1,2
Johnston (1975)	300	0,66
Kennedy et al. (1975)	50	2
Kronborg u. Madson (1975)	50	22
Liavag u. Roland (1975)	250	0
Liedberg u. Oscarsson (1975)	20	20
Saubier et al. (1975)	60	0

Wir selbst sahen unter 72 Fällen nach wenigstens 6 Monaten ein Rezidiv (1,38%). Die meisten Statistiken berichten über Zahlen zwischen 0 und 5%. Widersprüchliche Angaben kommen aus den Gruppen von Kronborg und Madsen und von Liedberg und Oscarsson [34]. Die ersten berichteten über eine Rezidivrate von 22% unter 50 Fällen. Solche Mißerfolge werden von Kennedy [31] eindeutigen technischen Fehlern zugeschrieben.

Es scheint übrigens, daß nicht jede chirurgische Gruppe genau den gleichen Eingriff ausführt. So beginnen Kronberg und Madsen die Dissektion im Mittel 10 cm vom Pylorus. Man kann sich fragen, ob dies eine ausreichende Denervation bewirkt?

Die schlechten anfänglichen Ergebnisse von Liedberg und Oscarsson sind ebenfalls fraglich. Unter den 20 ersten Fällen traten 20% Rezidive auf. Nach einem Besuch bei Johnston in Leeds zeigten die 60 folgenden Fälle kein Rezidiv, weil die Skelettierung des abdominalen Ösophagus sich auf 6–8 cm ausbreitete, was anfangs nicht der Fall war.

Diese Feststellungen unterstützen eine klassische Aussage, die seit Dragstedt gilt:

Die Hauptursache für ein Ulkusrezidiv ist die unvollständige Vagotomie!

Für die trunkuläre Vagotomie stimmt dies: Klug fand bei neun Rezidiven sechs unvollständige Vagotomien, Grassi bei 19 Rezidiven 12 unvollständige Vagotomien, Clarke bei 22 Rezidiven 19 unvollständige Vagotomien.

Fawcett beschreibt bei 72 Rezidiven regelmäßig ein oder mehrere vagale Netze, die nicht durchtrennt waren. Weinberg machte bei 22 Rezidiven die gleiche Feststellung.

Perrotin und Simon [41] sahen bei 100 Rezidiven 41 unvollständige Vagotomien.

Für die selektive proximale Vagotomie gilt das gleiche. Johnston [24] sah bei 300 Kranken, von denen 94 nachuntersucht werden konnten, zwei Rezidivulzera im Duodenum nach unvollständiger Vagotomie. Hedenstedt fand vier Rezidive bei 48 Fällen, von denen drei durch eine unvollständige Vagotomie bedingt waren. In einem seiner Fälle war der Insulintest positiv, es wurde eine Revision vorgenommen. Ein nicht durchtrennter Ast fand sich an der linken Seite des Ösophagus.

Unser einziges Rezidiv war durch eine unvollständige Vagotomie bedingt. Bei der Nachoperation wurde dies durch die pH-Messung, verbunden mit dem Burge-Test, bestätigt. Die Bedeutung der unvollständigen Vagotomie für das Auftreten eines Rezidivs veranlaßt uns, hier nochmals darauf hinzuweisen, wie wichtig die systematische Durchführung intraoperativer Kontrolluntersuchungen ist.

Auch eine *fehlende Magenentleerung* kann für ein Rezidiv verantwortlich sein. Bei den trunkulären und selektiven Vagotomien ist die Drainageoperation genau so wichtig wie die Vagotomie selbst. Beim Vergleich zwischen Gastroenterostomie, Pyloroplastik und Antrektomie ist die letztgenannte trotz ihres verstümmelnden Charakters die beste Form der Drainage. Eine falsche Indikation für die Art der Drainage und ihre fehlerhafte Durchführung führen zur Magenstase mit einem hohen Rezidivrisiko. Diese Gefahr besteht theoretisch bei der selektiven proximalen Vagotomie nicht. Sie hat den großen Vorteil, diese zusätzliche Operation und ihre Folgen zu vermeiden. Dies setzt aber voraus, daß ein denervierter Fundus und ein innerviertes Antrum eine ausreichende Magenentleerung aufrechterhalten.

Auch wenn diese Theorie experimentell und klinisch bewiesen ist, wird über eine gewisse Zahl von Magenentleerungsverzögerungen nach selektiver proximaler Vagotomie berichtet. Johnston [25] fand unter 5539 Fällen 0,65% postoperative Entleerungsverzögerungen (36 Fälle), von denen sieben erneut operiert wurden. Er sah bei 0,63% späte persistierende Magenstase (35 Fälle), von denen die meisten nachoperiert wurden. Es handelte sich um 42 Fälle mit Entleerungsverzögerungen (0,8%). Amdrup [3] stellte unter 108 nach 2–4 Jahren nachuntersuchten Patienten zwei Magengeschwüre als Folge einer Entleerungsverzögerung fest. Bei drei Verdachtsfällen konnte das Rezidiv bei der Nachuntersuchung nicht gefunden werden.

Hedenstedt stellte unter vier Rezidiven ein Magenulkus infolge Entleerungsverzögerung fest.

Jensen und Amdrup [22] führten dreimal unter 126 Fällen eine Relaparatomie wegen eines Magenulkus bei Pylorusstenose durch.

Ulkusrezidive können einem technischen Fehler (Durchtrennung des Latarjet-Nervs) oder einer Entleerungsverzögerung angelastet werden. Beides weist erneut auf die Bedeutung hin, die man der Antrum-Fundus-Grenze schenken muß.

Muß man auf alle Fälle versuchen, eine vollständige Vagotomie auch auf Kosten der antralen Motilität zu erreichen? Oder muß man die Einheit von Antrum, Pylorus und Duodenum auf jeden Fall erhalten unter Belassung einiger sekretorischer Fasern im unteren Fundusanteil? Die Frage bleibt offen.

Nach unserer Überzeugung erscheint es eindeutig, daß die Rezidive nach selektiver proximaler Vagotomie früher auftreten. Nach trunkulärer Vagotomie konnten wir die meisten Rezidive nach einem Intervall von wenigstens 3 bis höchstens 8 Jahren beobachten. Vorläufig sind wir jedoch gezwungen, diese Ansicht vorsichtig zu äußern und sie der Entscheidung der Zeit zu überlassen.

7.1.3 Klinische Gesamtergebnisse

Insgesamt ist es relativ schwierig, die klinischen Gesamtergebnisse der Vagotomien zu beurteilen.

Die Schwierigkeiten werden dadurch bedingt,
- daß die Beurteilung subjektiv ist und es keine einheitlichen Beurteilungskriterien für Chirurgen und Gastroenterologen gibt
- daß die Mehrzahl der statistischen Ergebnisse weder die Technik der Vagotomie noch die Art der eventuellen Drainage berücksichtigt.

Dies gilt sowohl für die trunkulären wie für die selektiven Vagotomien.
Außerdem fehlen meist die Prozentzahlen der einzelnen Arten der Pyloroplastik, die bei selektiver proximaler Vagotomie verwandt werden
— daß Langzeitbeobachtungen eine Besserung der Komplikationen zeigen.

Die klinische Gesamtbeurteilung der Ergebnisse beruht zur Zeit auf
der Klassifikation von Visick [46]. Auch diese kann wegen ihrer Subjekti-
vität kritisiert werden.

Einteilung:

Grad I: Ausgezeichnete Ergebnisse ohne klinische Symptome.
Grad II: Gutes Ergebnis ohne Schmerzsymptome mit einigen geringen
              Verdauungsstörungen. Diese müssen durch Ruhe und Diät
              behandelbar sein. Sie bedürfen keiner ärztlichen Behandlung.
Grad III: Mäßiges Ergebnis, Dumping-Syndrom, Durchfälle, Galleer-
              brechen, Schmerzen, alle Störungen, die eine mehr oder weni-
              ger leichte ärztliche Behandlung notwendig machen.
Grad IV: Schlechtes Ergebnis ohne klinische Besserung mit Abmage-
              rung, Versagen der Behandlung, Rezidiv.

Imperati stellte unter 162 Fällen, von denen 132 ohne Drainage durchgeführt wurden, folgende Einteilungen fest:

V. I   86,7%
V. II   10,8%
V. III   2,7%
V. IV   0%

Jensen findet unter 126 Fällen identische Ergebnisse:

V. I   71%
V. II   15%
V. III   9%
V. IV   4%

Hedenstedt et al. [12], De Miguel et al. [7], Grassi et al. [10], Liavag
und Roland [33], Liedberg und Oscarsson [34], Kennedy et al. [31], Amdrup et al. [3] und Johnston [24] berichten alle die gleichen, ermutigenden
Ergebnisse.
Die einzigen herausfallenden Berichte haben wir schon erwähnt: Wastell et al. [47] sowie Madsen et al. [38], die über einen hohen Prozentsatz
von unvollständigen Vagotomien mit Ulkusrezidiven berichten.

Vergleichende Untersuchungen in der Literatur zeigen in bezug auf die klinischen Ergebnisse eine eindeutige Überlegenheit der selektiven proximalen Vagotomie über die trunkuläre und selektive Vagotomie. Dies zeigt Tabelle 7.

Tabelle 7. Gesamtergebnis. 2 Jahre nach drei Arten von Vagotomie (Leeds)

Visick	T.V.+P. 158 Fälle	T.V.+G.E. 110 Fälle	S.V.+P. 53 Fälle	S.P.V. 60 Fälle
I+II	64%	73%	62%	88%
III	24%	22%	17%	7%
IV	12%	5%	21%	5%

Kennedy kommt zu denselben Schlußfolgerungen:

	V. I	V. II	V. III	V. IV
50 selektive proximale Vagotomien	30	18	1	1
49 selektive Vagotomien	16	21	9	3
56 Kontrolluntersuchungen	43	13		

Bei unseren eigenen 72 Patienten machten wir folgende Feststellungen [39]:

Einteilung der Ergebnisse nach Visick

Visick I	53	73,7%	89%
Visick II	11	15,3%	
Visick III	6	8,3%	11%
Visick IV	2	2,7%	
	72	100%	

— Die zwei Patienten, die unter Visick IV fallen, wurden nachoperiert. Nur einer zeigte ein Rezidiv.
— Bei sechs Kranken, die zur Gruppe Visick III gehören, stellten wir folgendes fest:
Drei Fälle mit eindeutiger Ulkusheilung, bei denen aber der Eingriff die Symptome verursachte, die zur Einteilung in diese Gruppe führten. Es handelt sich um einen Operierten, der ein Ulkus im unteren Ösophagus hat, und um zwei Kranke mit klinisch und röntgenologisch nachgewiesenem gastroösophagealem Reflux.

— Ein Kranker machte vier Schmerzattacken innerhalb von 2 Jahren durch. Die Gastroskopie ergab keine Besonderheiten. Anacidität, positiver Insulintest.

— Ein Kranker mit schweren Durchfällen.

— Ein Fall mit anacider Gastritis, verursacht durch Alkohol und Nikotin.

— 11 Patienten wurden aus folgenden Gründen in die Gruppe Visick II aufgenommen:

— hauptsächlich geringe, wenig behindernde Verdauungsbeschwerden, in einem Fall von leichter Diarrhöe begleitet;

— 2mal dumpingähnliche Beschwerden.

Um dieses Kapitel abzuschließen, veröffentlichen wir die Ergebnisse der Gruppen aus Leeds und Kopenhagen (Tabelle 8).

Tabelle 8. Gesamtergebnisse der selektiven proximalen Vagotomie. Einteilung nach Visick (Leeds, Kopenhagen) mit einer Beobachtungszeit von 2–4 Jahren

I + II	(sehr gut + gut)	88%
III	(annehmbar)	7%
IV	(schlecht)	5%

Literatur

1. Amdrup, E.: Parietal cell vagotomy. Present status. Scand. J. Gastroent. **8**, Suppl. 20, 1 (1973).
2. Amdrup, E., Jensen, H.E.: Selective vagotomy of the parietal cell mass preserving innervation of the undrained antrum. A preliminary report of results in patients with duodenal ulcer. Gastroenterology **59**, 522–527 (1970).
3. Amdrup, E., Jensen, N.E., Johnston, D., Waldker, B.E., Goligher, J.C.: Clinical results of parietal cell vagotomy (highly selective vagotomy) two to four years after operation. Ann. Surg. **180**, 279–284 (1974).
4. Bone, J., Brandsborg, O. und M., Mikkelsen, K., Eriksen, P.O.: Is exact determination of the antrum corpus borderline necessary in parietal cell vagotomy? An experimental study. Scand. J. Gastroent. **8**, Suppl. 20, 10 (1973).
5. Clarke, R.J., Williams, J.A.: Prévention du dumping par préservation de l'innervation antrale. J. Chir. (Paris) **105**, 179–182 (1973).
6. Cuilleret, P., Colas, M., Vaiton, J.C., Picq, P., Le Pivert, P., Gounot, R.: La vagotomie hypersélective dans le traitement de l'ulcère duodénal. Lyon chir. **71**, 175–180 (1975).
7. De Miguel, et coll.: Variations in the use of proximal gastric vagotomy without drainage. Rev. esp. Enferm. Apar. dig. **42**, 485–488 (1977).
8. Dor, J.: Traitement du reflux par la technique dite de Heller-Nissen modifiée. Presse méd. **75**, 2563–2565 (1967).
9. Goligher, J.C., Pulvertaft, C.N., De Dombal, F.T., Conyers, J.H., Duthie, H.L., Feather, D.B., Latchmore, A.G.C., Harrop-Shoesmith, J., Smitdy, F.G., Willison-Pepper,

J.: Five to eight years results of Leeds-York controlled trial of elective surgery for duodenal ulcer. Brit. med. J. **1968 II**, 781.

10. Grassi, G., Orecchia, C., Cantarelli, I., Grassi, G.B.: Development and results of our studies of vagotomy: from selective total vagotomy to ultraselective vagotomy. Chir. gastroent. **9**, 23-28 (1975).

11. Guirguis, H.A., Metta, F.: The effect of splenectomy on the reduction of gastric acid secretion after super selective vagotomy. Chir. gastroent. **9**, 37-39 (1975).

12. Hedenstedt, S., Lundquist, G., Moberg, S.: Selective proximal vagotomy in treatment of duodenal ulcer. Acta chir. scand. **138**, 591–596 (1972).

13. Holle, F.: Definitive statements on the fitness of selective proximal vagotomy (S.P.V.) and pyloroplasty as a stomach preserving method in gastroduodenal surgery. (Report on 1.000 cases of S.P.V.). Bull. Soc. int. Chir. **34**, 241 (1975).

14. Holle, F., Bauer, H., Holle, G., Klempa, I., Konz, B., Lissner, J., Poetsch, H.: Zur Theorie und Praxis der selektiven proximalen Vagotomie (S.P.V.) und Pyloroplastik. Bull. Soc. int. Chir. **31**, 90–99 (1972).

15. Holle, F., Bauer, H., Holle, G., Konz, B., Lissner, J., Wunsch, E.: Surgical results of selective proximal vagotomy (S.P.V.) in gastroduodenal ulcer. Langenbecks Arch. Chir. **330**, 197–208 (1972).

16. Hollender, L.F., Bur, F., Otteni, F., Alexiou, D.: Étude des résultats éloignés de 702 vagotomies totales pour ulcère duodénal. Chir. **100**, 795–805 (1974).

17. Humphrey, C.S., Johnston, D., Walker, B.E., Pulvertaft, C.N., Goligher, J.C.: Incidence of dumping after truncal and selective vagotomy with pyloroplasty and highly selective vagotomy without drainage procedure. Brit. med. J. **1972 III**, 785–788.

18. Imperati, L., Marinaccio, F., Altieri, A.: Vagotomie acido-fundique dans le traitement de l'ulcère duodénal. Nouv. presse méd. **3**, 1811-1813 (1974).

19. Imperati, L., Marinaccio, F., Altieri, A., Angiolillo, M.: Proximal or acid fundic vagotomy in complicated duodenal ulcer. Bull. Soc. int. Chir. **34**, 239 (1975).

20. Imperati, L., Marinaccio, F., Natale, C.: Les bases anatomiques et physiologiques ainsi que la technique de la vagotomie acido-fundique (ou proximale) sans drainage de l'estomac dans le traitement de l'ulcère duodénal. J. Chir. (Paris) **105**, 143–156 (1973).

21. Imperati, L., Natale, C., Marinaccio, F.: Acid-fundic selective vagotomy of the stomach without drainage in the treatment of duodenal ulcer: technique and results. Brit. J. Surg. **59**, 602–605 (1972).

22. Jensen, H.E., Amdrup, E.: Parietal cell vagotomy. 126 cases. Scand. J. Gastroent. **8**, Suppl. 20, 10 (1973).

23. Johnston, D.: Highly selective vagotomy without a drainage procedure. In: Vagotomy on trial 99.III. (Alan G. Cox and J. Alexander Williams, eds.). London: William Heinemann Medical Books 1973.

24. Johnston, D.: Highly selective vagotomy. Progr. Surg. **14**, 1-45 (1975).

25. Johnston, D.: Operative mortality and post-operative morbidity of highly selective vagotomy. Brit. med. J. **1975 IV**, 545-547.

26. Johnston, D., Goligher, J.C., Pulvertaft, C.N., Walker, B.E. (Leeds) and Amdrup, E., Jensen, H.E. (Copenhague): Two to four years clinical results of highly selective vagotomy without drainage procedure for duodenal ulcer. Gut **13**, 842 (1972).

27. Johnston, D., Humphrey, C.S., Walker, B.E., Pulvertaft, C.N., Goligher, J.C.: Vagotomy without diarrhoea. Brit. med. J. **1973 III**, 788-792.

28. Jordan, P.H.: Parietal cell vagotomy without drainage. Early evaluation of results. Arch. Surg. **108**, 434-441 (1974).

29. Kalaya, E., Clemmensen, I., Banke, L., Kragehlund, E., Christiansen, P.M.: Accidents and complications in selective and proximal gastric vagotomy. Surgery **77**, 140-143 (1975).

30. Kennedy, T., Donnell, A.M., Love, A.M.G., Macrae, K.D.: Selective or truncal vagotomy? Five years results of a double blind, randomized, controlled trial. Brit. J. Surg. **60**, 944–948 (1973).
31. Kennedy, T., Johnston, G.W., Macrae, K.D., Spencer, Anne E.F.: Proximal gastric vagotomy: interim results of a randomized controlled trial. Brit. med. J. **1975**II, 301–303.
32. Largadier: Proximal selective vagotomy without pyloroplasty. A randomized clinical study. Europ. Surg. Res. **8**, 4–11 (1976).
33. Liavag, I., Roland, M.: Selective proximal vagotomy in the treatment of gastroduodenal ulcers. Scand. J. Gastroent. **8**, Suppl. 20, 10–11 (1973).
34. Liedberg, G., Oscarsson, J.: Selective proximal vagotomy — short-term follow-up of 80 patients. Scand. J. Gastroent. **8**, Suppl. 20, 12 (1973).
35. McKelvey, S.T.D.: Gastric incontinence and post vagotomy diarrhoea. Brit. J. Surg. **57**, 741–747 (1970).
36. McKelvey, S.T.D., Connell, A.M., Kennedy, T.L.: Gastric emptying and transit time as factors in post-vagotomy diarrhoea. Gut **10**, 1047 (1969).
37. Madsen, P., Kronborg, O.: A double blind trial of highly selective vagotomy without drainage and selective vagotomy with pyloroplasty in the treatment of duodenal ulcer. Scand. J. Gastroent. **8**, Suppl. 20, 12 (1973).
38. Madsen, P., Kronborg, O., Feldt-Rasmussen, K.: The gastric emptying and small intestinal transit after highly selective vagotomy without drainage and selective vagotomy with pyloroplasty. Scand. J. Gastroent. **8**, 541–543 (1973).
39. Marrie, A.: La vagotomie supra-sélective dans l'ulcère duodénal. Résultats cliniques et paracliniques de 97 cas. Thèse Strasbourg 1975.
40. Newcombe, J.F.: Fatality after highly selective vagotomy (Letter). Brit. med. J. **1973**, 610.
41. Perrotin, J., Simon, Ph.: Ulcères récidivants après vagotomie. A propos de 107 observations. J. Chir. (Paris) **110**, 3, 163–172 (1975).
42. Phillipe, O.: Résultats éloignés des vagotomies. Thèse Lyon 1975.
43. Saubier, E.C., Partensky, C., Lagoutte, J., Shellhorn, J., Mazziotti, A.: Vagotomie hypersélective sans drainage dans le traitement de l'ulcère duodénal. Résultats préliminaires de 60 observations. Lyon chir. **71**, 230–234 (1975).
44. Temple, J.G., McFarland, J.: Gastro-oesophagal reflux after highly selective vagotomy. Brit. med. J. **1975** II, 168–169.
45. Vaiton, J.C.: La vagotomie hypersélective (ou acido-fundique) dans le traitement de l'ulcère duodénal. Thèse Lyon 1974.
46. Visick, A.H.: Measured radical gastrectomy: review of 505 operations for peptic ulcer. Lancet **1948 I**, 551–555.
47. Wastell, C., Colin, J.F., McNaughton, J.I.: Proximal gastric vagotomy with and without pyloroplasty. The present position. Europ. Surg. Res. **6**, 1–4 (1974).

7.2 Röntgenologische Ergebnisse

Zahlreiche vergleichende Serien über die Wirkung der Vagotomie auf die Magenentleerung haben aufgrund experimenteller Untersuchungen nachgewiesen, daß die selektive proximale Vagotomie die elektrische Aktivität und Motilität des Antrums wenig verändert.

Trotz Ausführung der Untersuchungen unter verschiedenen Voraussetzungen (Zusammensetzung der Mahlzeit, eingenommene Körperlage, Meßmethoden) und widersprüchlicher Ergebnisse wurden die Resultate der tierexperimentellen Untersuchungen am Menschen bestätigt.

So vergleichen Clarke und Williams [1] die Veränderungen der motorischen Aktivität des Magens und deren Wirkung auf die Magenentleerung nach den drei Arten der Vagotomie: Beim Vagotomierten verursacht eine Pyloroplastik eine frühzeitige, beschleunigte Magenentleerung. Die selektive Vagotomie ohne Pyloroplastik führt zu einer Magenentleerungsverzögerung. Eine zusätzliche Pyloroplastik beschleunigt die Initialentleerung. Die selektive proximale Vagotomie ohne Pyloroplastik führt nicht zu einer Magenstase. Die initiale Entleerung von Flüssigkeiten ist schneller, aber die endgültige Magenentleerung ist unverändert.

Es scheint, daß im allgemeinen die zusätzliche Pyloroplastik die vollständige initiale Entleerung beschleunigt. Madsen et al. [7] haben in einer Serie von 54 Kranken gleichfalls eine eindeutig schnellere Entleerung nach selektiver als nach selektiver proximaler Vagotomie beobachtet. Auch Duthie [3] stellte dies beim Vergleich zwischen der trunkulären und der selektiven proximalen Vagotomie fest, indem er das Verschwinden einer radioaktiven Substanz aus dem Magen untersuchte. Donovan et al. [2] verglichen die Magenentleerung nach selektiver proximaler Vagotomie und selektiver Vagotomie ohne Drainage. Dabei stellten sie fest, daß die aktive Magenentleerung bei selektiver Vagotomie vermindert ist, während sie durch selektive proximale Vagotomie nicht beeinflußt wird. Nach einer Zeit der Inkontinenz hängt die Magenentleerung davon ab, wieweit die antrale Muskelaktivität bei der selektiven proximalen Vagotomie erhalten wurde.

Humphrey und Wilkinson [6] unterstreichen, daß nach trunkulärer Vagotomie mit Pyloroplastik eine Mageninkontinenz für flüssige Nahrung entsteht. Nach selektiver proximaler Vagotomie gibt es das nicht.

Für Wilkinson und Johnston [8] entspricht die Magenentleerung nach selektiver proximaler Vagotomie am ehesten der normalen.

Die große Untersuchung von Johnston über 5539 Fälle stellte eine Magenstase bei lediglich 0,65% fest. Dieser geringe Prozentsatz rechtfer-

tigt nicht eine zusätzliche Pyloroplastik. Trotz guter Entleerung gibt es
jedoch morphologische Veränderungen, die man kennen muß.

So haben Eidesheim [4] sowie Eidesheim et al. [5] die radiologischen
Veränderungen bei unseren 72 selektiven proximalen Vagotomien sorgfältig untersucht. Jeder unserer Patienten wurde zweimal postoperativ untersucht: Eine Magendarmpassage mit Magnetbandaufzeichnung wurde am
8. Tag nach dem Eingriff und 8 Wochen später ausgeführt. Die Untersuchung lief wie folgt ab:

Der stehende Kranke trank 200 ml Barium. Anschließend erfolgte
die Prüfung der Passage, der Auffüllung des Tonus, der Magenmotilität
und der Form der Entleerung über Pylorus und Bulbus mit seitlichen
und schrägen Aufnahmen der Luftblase. Außerdem wurden Aufnahmen
der kleinen Kurvatur, der Antrum-, Pylorus- und Bulbusregion mit und
ohne Kompression angefertigt. Zur Fortsetzung der Untersuchung be-
fand sich der Kranke in liegender Position. Es wurden Übersichtsaufnah-
men in Trendelenburglage, in aufrechter Stellung und in einem vorderen,
rechten schrägen Strahlengang angefertigt. Es wurde hierbei nach einem
gastroösophagealen Reflux oder einer Hiatushernie gesucht. Es folgten
Serienaufnahmen der Antrum-Pylorus-Duodenum-Gegend.

In einer abschließenden Untersuchung wurden die gastroduodenale
Entleerung und der Dünndarm nach 90 min und 4 Std nach Einnahme
des Bariums geröntgt.

Diese standardisierten Untersuchungen erlauben die Feststellung
röntgenologischer Frühveränderungen im Bereich des Ösophagus, des
Fundus, der senkrechten und queren Teile des Magens ebenso wie des
Duodenums und Dünndarms.

7.2.1 Frühe röntgenologische Veränderungen

7.2.1.1 Ösophagus, Kardia und Fundus

Funktion

Einmal unter 72 sahen wir bei der Untersuchung nach 8 Wochen einen
gastroösophagealen Reflux, der am 8. Tag nach dem Eingriff noch nicht
bestanden hatte.

Morphologie

Bei den Patienten, die am Anfang unserer Serie ohne Verschluß des
His-Winkels operiert wurden, fanden sich gelegentlich Zuspitzungen des
distalen Ösophagus und Eindellungen in Höhe des Fundus. Bei den
Kranken, bei denen wir die große Kurvatur an den Ösophagus genäht

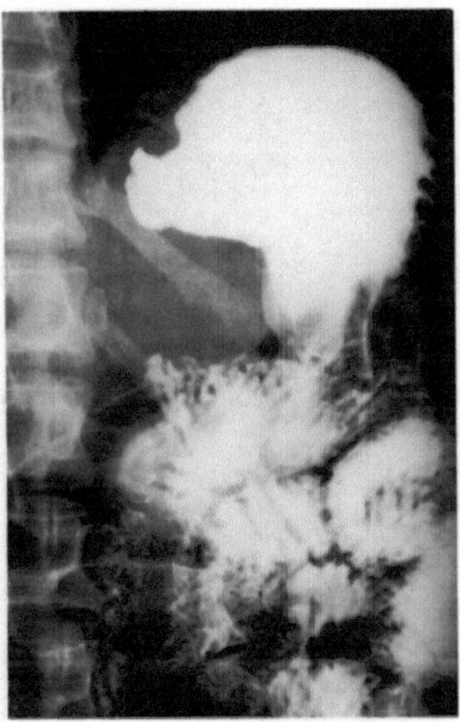

Abb. 37. *„Pseudolakunäres" Bild in Höhe des Fundus.* Es beruht auf der halben Fundiplicatio nach Dor

haben (mit einem Halbventil nach Dor oder ausnahmsweise nach Nissen), kamen die nach diesem Eingriff üblichen Bilder zustande (Abb. 37).

7.2.1.2 Magen

Allgemeine Veränderungen

Funktion. Am 8. Tag ist die Entleerungszeit bei 16% vermindert und bei 7% erhöht. Bei der zweiten Kontrolle nach 8 Wochen ist bei allen Operierten die Entleerung normal. Bei neun Fällen mit Pyloroplastik war die Entleerung in 89% normal und in 11% der Fälle verzögert. Sie ist im allgemeinen bei dieser letzten Gruppe nach 2 Monaten wieder normalisiert.

Die selektive proximale Vagotomie scheint also die Magenentleerung nur leicht und vorübergehend zu verändern. Dies wird von den meisten Autoren bestätigt, wie wir noch berichten. Die seltenen Fälle, bei denen wir gezwungen waren, eine Pyloroplastik auszuführen, hatten weder bei kurzer noch bei langer Beobachtungszeit eine beschleunigte Magenentleerung. Die Zahlen sind jedoch noch zu gering, um eine Schlußfolgerung

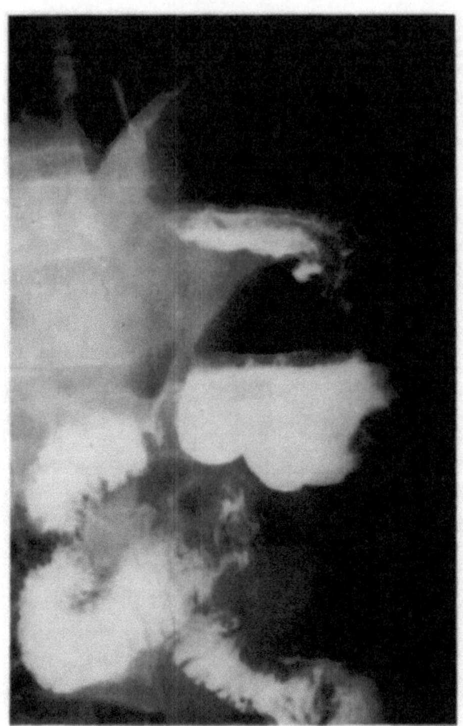

Abb. 38. *Kaskadenförmige Magenfüllung und unregelmäßiges Relief der kleinen Kurvatur*

zu erlauben. Sie stimmen im übrigen nicht mit den Feststellungen von
Clarke, Wastell, Johnston, McKelvey überein, die den Magen nach Vagotomie mit Pyloroplastik als ein inkontinentes Organ ansehen, das sich
nur unter dem Einfluß der Körperlage entleert.

Kompensiert die Erhaltung der antralen Innervation teilweise dieses
Phänomen? Oder handelt es sich um eine Frage der Technik der Pyloroplastik?

Der Prozentsatz von Hypotonie und verminderter Motorik ist gering.
15% am 8. Tag, die nach 2 Monaten auf 10% sinken.

Morphologie. Man stellt eine Füllung des Magens in Kaskadenform
wenigstens bis zum 2. Monat fest (Abb. 38).

Im Gebiet der vertikalen und horizontalen Magenanteile

Funktion. 70% der Operierten zeigen eine verminderte Beweglichkeit und
Erweiterung des Fundus. 20% haben eine frühe Dilatation des antralen
Gebietes. Nach 2 Monaten haben sich bei 90% der Patienten die Motilität
und das Bild der vertikalen und horizontalen Magenanteile normalisiert.
[4,5] (Abb. 39).

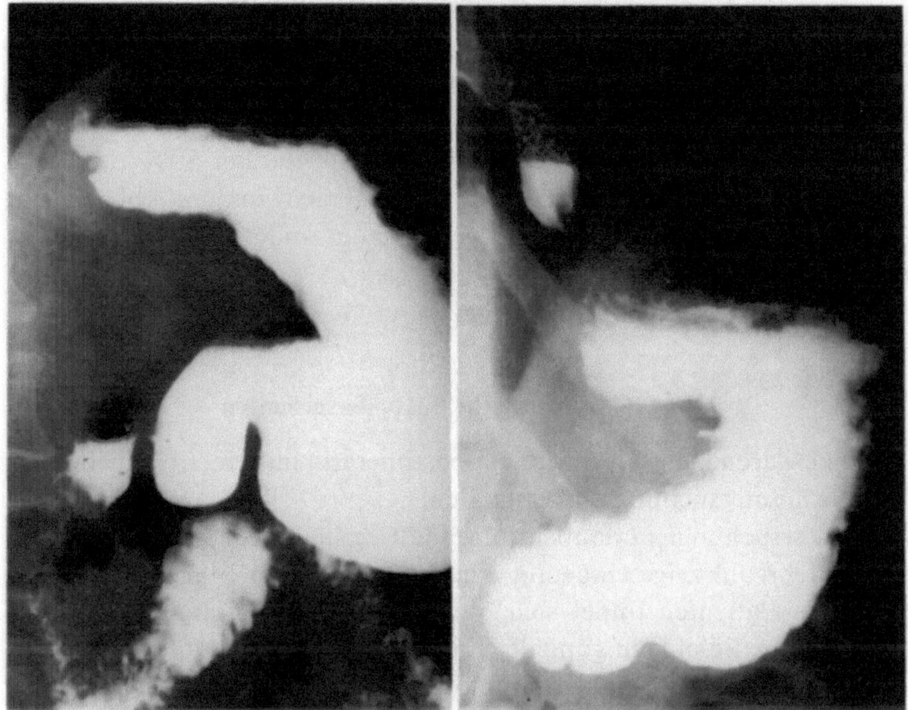

Abb. 39. *Gastroduodenaler Übergang 2 Monate nach selektiver proximaler Vagotomie*
Abb. 40. *Postoperativer Aspekt.* Zahlreiche Spiculae längs der kleinen Kurvatur

Morphologie (Abb. 40). In Höhe des querverlaufenden Anteils der kleinen Kurvatur bestehen Veränderungen infolge der Reperitonealisierung. Es handelt sich um Spitzeneinsenkungen und sogar Pseudonischen (3 Fälle)! Diese Veränderungen sind endoskopisch nicht sichtbar. Nach 8 Wochen verbleibt in der Hälfte der Fälle nur eine Unregelmäßigkeit der kleinen Kurvatur. Die morphologischen Veränderungen können als Narbenfolgen erklärt werden. Auch wenn keine Pyloroplastik vorgenommen wurde, kommt es bei 7% der Patienten zu Veränderungen des Antrums, Pylorus und Bulbus. Nach 8 Wochen hat das Antrum immer sein normales Aussehen wieder angenommen.

Nach zusätzlicher Pyloroplastik sind die Formveränderungen des Antrums, Pylorus und Bulbus selbstverständlich permanent.

7.2.1.3 Duodenum und Dünndarm

Funktionell kommt es bei 20% der Fälle zu einer duodenalen Hypotonie. Sie verschwindet nach 2 Monaten. Frühzeitig findet sich eine Beschleuni-

gung oder eine Verlangsamung der Passage. Nach 8 Wochen haben sich
90% der Fälle wieder normalisiert.

Die frühe postoperative Hypotonie des Duodenums und Dünndarms,
die regelmäßig nach trunkulärer Vagotomie besteht, wird bei der selektiven proximalen Vagotomie weitgehend vermieden. Bei 80% der Fälle
ist die Ulkusnische bei der ersten Kontrolle verschwunden (Abb. 43 und
44). Bei der zweiten Kontrolle nach 2 Monaten findet sich bei 93–100%
keine Nische mehr.

7.2.2 Röntgenologische Spätuntersuchungen

53 Kranke waren mehr als 6 Monate postoperativ mit einer röntgenologi-
schen Nachuntersuchung einverstanden.
Diese Untersuchungen erlauben folgende Feststellungen:
— Die Mehrzahl zeigt eindeutig eine physiologische Magenentleerung.
  Bei drei Patienten findet sich ohne Stase eine Verlangsamung und
  einmal eine Beschleunigung der Entleerung. Die drei Fälle mit zusätz-
  licher Pyloroplastik haben radiologisch eine normale Entleerung.
— Die Dünndarmpassagezeit war im allgemeinen normal, außer in einem
  Fall, der eine eindeutige Beschleunigung ohne klinische Symptome
  zeigte.
— Bei allen Kranken war die Ulkusnische im Duodenum verschwunden
  mit Ausnahme eines Patienten, bei dem ein Rezidiv bestand.

Außerdem konnten wir folgendes feststellen:
— Drei Patienten hatten einen gastroösophagealen Reflux ohne Hiatushernie oder klinische Erscheinungen. Bei ihnen war ein einfacher
  Verschluß des His-Winkels vorgenommen worden, und sie gehörten
  der Gruppe Visick I an.
— Bei drei Patienten fand sich ein gastroösophagealer Reflux. In einem
  Fall handelte es sich um eine einfache Hiatushernie. Die beiden anderen entstanden durch Hochgleiten und Öffnung des His-Winkels. Zwei
  mußten Visick III und einer Visick II kategorisiert werden.

Abschließend kann man bestätigen, daß die Magenentleerung nach
selektiver proximaler Vagotomie die physiologischste Entleerungsform
nach Vagotomie ist. Kein anderer Eingriff wegen Ulzera gibt ein den
normalen Verhältnissen so ähnliches funktionelles Röntgenergebnis.

Die von den Radiologen festgestellten operativen Veränderungen
müssen erkannt werden. Sie haben meist keine physiologische Bedeutung.

Literatur

1. Clarke, R.J., Williams, J.A.: Prévention du dumping par préservation de l'innervation antrale. J. Chir. (Paris) **105**, 179–182 (1973).
2. Donovan, I.A., et coll.: A comparison of gastric emptying at 3 and 12 months after proximal gastric or selective vagotomy without pyloroplasty. Brit. J. Surg. **61**, 889–892 (1974).
3. Duthie, M.L.: Controlled trial of highly selective vagotomy and excision of the ulcer or Billroth I partial gastrectomy for gastric ulcer. Bull. Soc. int. Chir. **34**, 240–241 (1975).
4. Eidesheim, D.: Les modifications radiologiques précoces de l'estomac et de l'intestin grêle après vagotomie supra-sélective. Étude de 64 observations. Thèse Strasbourg 1975.
5. Eidesheim, D., Otteni, F., Hollender, L.F., Bloch, P.: Étude des aspects radiologiques de l'estomac dans le décours immédiat d'une vagotomie supra-sélective. J. Radiol. Électrol. **56**, 12, 841–846 (1975).
6. Humphrey, C.S., Wilkinson, A.R.: The value of preserving the pylorus in the surgery of duodenal ulcers. Brit. J. Surg. **59**, 779–783 (1972).
7. Madsen, P., Kronborg, O., Feldt-Rasmussen, K.: The gastric emptying and small intestinal transit after highly selective vagotomy without drainage and selective vagotomy with pyloroplasty. Scand. J. Gastroent. **8**, 541–543 (1973).
8. Wilkinson, A.R., Johnston, D.: Effects of truncal, selective and highly selective vagotomy on gastric emptying and intestinal transit of food-barium meal in man. Ann. Surg. **178**, 190–193 (1973).

7.3 Funktionelle Ergebnisse

7.3.1 Untersuchung der Magensekretion

Der Sinn der Vagotomie ist die Verminderung der Magensäuresekretion. Der Grad der Reduktion scheint ein relativ sicheres Mittel, die Wirksamkeit der Vagotomie zu beurteilen. Die präoperative Säurebestimmung wird allerdings nicht mehr zu den unerläßlichen diagnostischen Untersuchungen gerechnet. Ihr Hauptwert besteht vielmehr in der Möglichkeit, sie mit der postoperativen Sekretionsanalyse zu vergleichen. So kann man die funktionelle Wirkung am Endorgan, d.h. an der sezernierenden Parietalmasse beurteilen und eine Aussage über die Erhaltung der vagalen Innervation machen.

7.3.1.1 Allgemeines

Der Vergleich der Ergebnisse verschiedener Autoren scheitert leider an der Uneinheitlichkeit der Säurebestimmungen. Viele trennen zwei Säuretypen: die freie und die Gesamtsäure. Andere beenden die Bestimmung bei einem pH von 3,5 [16]. Einige verwenden nicht die Titrationsmethode mit einem Farbindikator, sondern die pH-Messung, so daß die Säurebestimmung bis pH 7 reicht [14, 17, 19]. Allerdings ist die Beurteilung der drei Parameter (Konzentration, Volumen, Verbrauch) sehr unterschiedlich. Nur die Messung der Säure erlaubt die Beurteilung der Aktivität der Parietalzellen durch Bestimmung der Säurekonzentration und des sezernierten Volumens. Sie zeigt uns annähernd die primäre Säuresekretion an.

7.3.1.2 Funktionelle Bedeutung des Endorgans

Sie wird von der Sekretionskapazität der Parietalzellmasse bestimmt und kann durch die basale oder stimulierte Sekretion ausgedrückt werden.

Basalsekretion (BAO) („Basal acid output")

Sie hängt von der Sekretionskapazität des Patienten und der Stärke der neuralen und humoralen Stimulation der Parietalzellen im Basiszustand ab. Die Stärke dieser Stimuli ist bei jedem Menschen verschieden und beim gleichen Patienten auch von einem Augenblick zum nächsten. Deswegen ist die Reproduzierbarkeit dieses Tests wenig befriedigend und seine Bedeutung wird noch diskutiert. Die Basalsekretion/Std (BAO) kann sogar im Verlauf einer Untersuchung bis zu 50% schwanken [5]. Tatsächlich gibt der BAO für einen bestimmten Patienten lediglich die untere Grenze seiner spontanen Sekretionskapazität an. Die mittlere Sekretionskapazität wird ausgedrückt in mEq/Std und beträgt nach Minaire und Lambert [22]:
3,1 mEq/Std beim Mann,
1,4 mEq/Std bei der Frau.

Maximal stimulierte Säuresekretion (MAO und PAO)

Prinzip. Wenn man steigende Dosen eines Magensekretionsstimulans injiziert, steigt die Säuresekretion gleichmäßig, aber nicht unbegrenzt an. Von einer bestimmten Dosis an steigt sie nicht mehr weiter. Beim Menschen hängt dieser Wert fast ausschließlich von der Zahl der verfügbaren sekretorischen Aktivitäten im Magen ab.
Stimulantien. Histamin wurde über lange Zeit verwendet, jedoch stören seine Nebeneffekte. Das Pentagastrin erfüllt am ehesten alle Bedingungen, indem es fast eine physiologische Stimulation ohne Nebeneffekte erreicht. Wegen seiner Wirksamkeit, seiner Schnelligkeit und der ausgezeichneten Verträglichkeit wird dieses synthetische Pentapeptid bevorzugt.

Zwei Bezeichnungen werden für die Ergebnisse verwendet:

MAO („Maximal acid output"), die einfache Addition der Sekretionsmengen über 1 Std.

PAO („Peak acid output"), die Summe der zwei höchsten konsekutiven 15- oder 10-min-Portionen, die dann mit zwei oder drei multipliziert wird.

Die über 1 Std gemessene Ausscheidung ist angeblich für die Parietalzellmasse repräsentativ [5].

Minaire und Lambert [22] errechneten die mittleren PAO-Werte mit
23,2 mEq/Std beim Mann,
19,4 mEq/Std bei der Frau.

Beurteilung der diagnostischen Bedeutung. Das Duodenalulkus ist meist von einer Hyperacidität begleitet. Grassi sieht sie in 95% der Fälle. Beim Träger eines Ulcus duodeni wird die Hyperacidität im allgemeinen mit 60–70% angenommen. Tatsächlich überlappen sich die normalen und pathologischen Bereiche jedoch so, daß eine Unterscheidung schwierig ist [22].

In Fällen mit unsicheren röntgenologischen und endoskopischen Befunden kann die Säurebestimmung die Entscheidung erleichtern. So haben Minaire und Lambert [22] niemals ein Ulkus beim Mann mit einem PAO unter 18 mEq/Std gesehen. Jedoch muß betont werden, daß die basale und stimulierte Säuresekretion nur die Gesamtaktivität des Endorgans zeigt, ohne darüber eine Aussage machen zu können, ob der überwiegende Anteil seiner Stimulation vom Vagus oder Gastrin ausgeht.

Beurteilung der Wirksamkeit der Vagotomie. Die Vagotomie hat drei Wirkungen auf die Sekretionsfunktion des Magens:
— Verminderung der Basalsekretion
— Verminderung der maximalen Säuresekretion (durch Veränderung der Empfindlichkeit der Parietalzellen)
— Unterdrückung der vagalen Stimulation der Sekretion.

Zur Beurteilung des physiologischen Effekts der Vagotomie sind prä- und postoperative Untersuchungen notwendig. So ist es möglich, das Ausmaß der Reduktion zu bestimmen. Es gibt dabei eine weite Streuung um Mittelwerte, die nach Vagotomie zwischen 20 und 100% mit einer mittleren Reduktion von ungefähr 60% schwanken.
Die unterschiedlichen Resultate hängen ab von:
— den Untersuchungsmethoden
— dem Zeitintervall zwischen Vagotomie und Ausführung der Untersuchung
— von dem wahren Anteil, den der N. vagus im Rahmen der Magensekretion bei dem einzelnen Menschen darstellt.

Tierexperimente haben gezeigt, daß die Reduktion selbst bei vollständiger Vagotomie sehr unterschiedlich ist. Dies bestätigt sich weitgehend auch beim Menschen. Die Verminderung der maximalen Sekretionskapazität wird von De Graef [7] im Einzelfall für bedeutungslos gehalten. Ihre Messung kann nur zum Vergleich von Patientenserien benutzt werden.

Zur Messung der Säurereduktion können zwei Formeln verwendet werden. Bei der ersten werden die jeweiligen Veränderungen der verschiedenen Parameter (BAO und PAO) für den einzelnen Patienten berechnet:

$$\frac{\textit{Präoperativer Wert} - \textit{postoperativer Wert}}{\textit{präoperativer Wert}}.$$

Die mittlere Reduktion wird anschließend errechnet. Die Einführung einer zusätzlichen Verteilungskurve wird so vermieden.

Bei der zweiten Formel wird der einfache Mittelwert zwischen der prä- und postoperativen Säure errechnet. So erhält man den Prozentsatz der Säurereduktion:

$$\frac{\textit{Präoperativer Mittelwert} - \textit{postoperativer Mittelwert}}{\textit{präoperativer Mittelwert}}.$$

Die Beurteilung ist jedoch durch die unterschiedliche Verteilung der zu vergleichenden Proben erschwert. Diese zweite Berechnungsformel gibt immer optimistischere Ergebnisse. Wenn man das Ausmaß der Säurereduktion in zwei verschiedenen Serien vergleicht, stellt man fest, daß die Berechnungsgrundlagen meist nicht genau angegeben sind.

Prognostische Bedeutung. Die wichtigste Untersuchung auf diesem Gebiet legte Kronborg vor [17]. Bei 425 Vagotomien (sowohl trunkulär, selektiv wie auch selektiv-proximal) wurden 6% Rezidive gefunden. Bei diesem Autor beträgt die Zahl der Rezidive bei Patienten, deren maximale Säuresekretion präoperativ oberhalb 46,4 mEq/Std lag, 14,4%. Bei Patienten mit einer Säuresekretion unterhalb dieses Wertes beträgt die Rezidivrate lediglich 1,7%. Die Prognose über die Wirksamkeit einer Vagotomie hinge also nicht nur von deren sorgfältiger Ausführung, sondern auch von der initialen Sekretionskapazität ab.

Arbeiten, die sich auf kleinere Krankengruppen als die von Kronborg stützen, konnten diese Aussage nicht bestätigen. Johnston et al. [15] stellten bei 100 selektiven proximalen Vagotomien keine Rezidive fest, obwohl 40 Patienten darunter waren, die präoperativ eine Hypersekretion zeigten.

Abschließend kann man sagen, daß die basale und stimulierte Säuresekretion unabhängig von der Art der Stimulation keine Aussage über die Funktion des Endorgans machen kann. Auch wenn ihre diagnostische Bedeutung gering ist, erlaubt die prä- und postoperative Bestimmung die Beurteilung der Bremswirkung der Vagotomie auf die Parietalzellmasse.

7.3.1.3 Unversehrtheit der vagalen Innervation: Insulintest

Prinzip

Die Hypoglykämie, die nach intravenöser Injektion von Insulin auftritt, führt über den N. vagus zu einer Stimulation der Säure- und Pepsinsekretion.

Hollander [10] führte diesen Test 1948 in die klinische Routine ein.

Stimulans

Die verwendete Insulinmenge muß eine Hypoglykämie bis unter eine Schwelle auslösen, unterhalb der eine vagale Stimulation eintritt. Diese Schwelle liegt zwischen 33 und 70 mg-% und schwankt von Mensch zu Mensch und von Tag zu Tag [6]. Im allgemeinen wird der Wert von 50 mg-% anerkannt (1, 2, 10]. Wenn diese Schwelle erreicht ist, folgt die Magensekretionsreaktion auf Insulin nicht mehr der Hypothese von Hollander, nämlich dem „Alles-oder-Nichts-Gesetz" [27]. Insulin löst einen abgestuften hypoglykämischen Stimulus aus, der zu einer abgestuften Sekretion führt. Die Hypoglykämie stimuliert durch ihre Wirkung auf die neuralen Zentren die Sekretion und verhindert sie gleichzeitig infolge ihrer Wirkung auf den Magen. Dieser Abfall verstärkt sich erheblich bei Blutzuckerwerten unter 15 mg-% (falsche Negative). Im allgemeinen ist damit zu rechnen, daß die Gabe von 0,2 Einheiten Insulin/kg Körpergewicht eine Hypoglykämie zwischen 25 und 50 mg-% bewirkt.

Devin et al. (Lombard [18]) haben kürzlich nach einer Untersuchung von 130 Fällen darauf hingewiesen, daß man die Dosierung den Nüchtern-Blutzuckerwerten vor der Untersuchung anpassen muß. Die erreichte Hypoglykämie bleibt nicht ohne Wirkung auf den Kranken, der während der gesamten Dauer der Untersuchung sorgfältig überwacht werden muß.

Beurteilung des positiven Ausfalls

Ein frühpositiver Test nach Hollander [10] muß also eine Erhöhung von mindestens 20 mEq/l über der Basalsekretion bei zwei aufeinanderfol-

genden Portionen haben oder eine Erhöhung auf 10 mEq/l zeigen, wenn
bei der basalen Entnahme keine Acidität festgestellt wurde. Es gibt keine
Parallele zwischen den nach diesen Kriterien häufig positiven Tests und
dem Auftreten von peptischen Geschwüren, die auch bei negativen Tests
gesehen werden. Deshalb haben zahlreiche Autoren andere Beurteilungskriterien vorgeschlagen.

Nach Waddel (1957) sollte als Kriterium die Vermehrung des Volumens nach der Insulinstimulation im Verhältnis zum Basalvolumen angewendet werden. Bachrach und Bachrach [2] fordern 1962 eine Erhöhung
des BAO über 2 mEq/Std. Ross und Kay [25] veröffentlichten 1964 eine
Untersuchung über 100 Vagotomien. Sie legten Wert auf die Konzentra-
tionserhöhung nach der ersten oder zweiten Stunde.

Spätpositive Tests würden sich wie folgt erklären:
— durch eine nur geringe Zahl verbliebener Fasern,
— durch verzögertes Auftreten der Hypoglykämie oder
— durch einen hormonalen Mechanismus, der von der Hypophyse oder
    Nebenniere ausgeht.

Bank et al. [4] schlugen 1966 vor, eine Erhöhung des MAO von über
20 mEq/Std innerhalb von 2 Std anzuerkennen.

Aktuelle Erfahrungen deuten darauf hin, daß keines dieser Kriterien
allein zur Lösung des Problems ausreicht, da keines von ihnen bessere
Ergebnisse als die ursprünglichen Kriterien von Hollander gebracht hat.
Auf diesen Feststellungen gründet sich der letzte Vorschlag von Bank
et al. [4]. Sie forderten 1967 die Anerkennung eines positiven oder negativen Insulintestes nur aufgrund mehrerer Kriterien:

Kriterium I   (Hollander): Erhöhung der Konzentration um 20 mEq/l
Kriterium II   (Waddel): Erhöhung des Volumens
Kriterium III (Bachrach u. Bachrach): Basalsäureerhöhung um mehr als
               2 mEq/Std
Kriterium IV   (Bank et al.): Maximale Säureerhöhung um mehr als
               20 mEq/Std in einer dieser Stunden
Kriterium V   (Ross u. Kay): Eindeutige Erhöhung der Konzentration
               in der ersten Stunde.

Es scheint angebracht, den Test nur dann als positiv anzusehen, wenn
vier dieser Kriterien zutreffen [22].

Einige Autoren verwenden gleichzeitig fünf oder sechs Kriterien und
teilen ihre Kranken entsprechend der Zahl positiver Kriterien ein. Je
höher die Zahl der positiven Kriterien ist, desto weniger vollständig
ist die Vagotomie.

Venables [29] schlägt vor, den Insulin- und Pentagastrintest zu kombinieren. Das Verhältnis $\dfrac{PAO\ I}{PAO\ Pg}$ muß nach der Vagotomie 0,4 oder kleiner sein. Vor der Vagotomie betragen die Werte zwischen 0,45 und 1,65.

Schlußfolgerungen

Ein idealer Test zur Beurteilung einer vagalen Restinnervation muß wenig eingreifend, reproduzierbar und verläßlich sein. Der Insulintest erfüllt diese drei Forderungen nicht.

1. Eine sehr sorgfältige Überwachung während der Untersuchung ist notwendig. Es wurde über schwere Hypoglykämien und Hypokaliämien und sogar über tödliche Zwischenfälle berichtet.

2. Reproduzierbarkeit und Stabilität
Der Test ist kaum reproduzierbar. Nach wenigen Tagen Zwischenraum werden 10–20% unterschiedliche Ergebnisse gesehen. Die Ergebnisse sind noch unterschiedlicher, wenn die Untersuchungen nach mehreren Monaten wiederholt werden. Über das Positivwerden eines ursprünglich negativen Insulintests berichten praktisch alle Autoren.

Hollander fand nach 50 selektiven Vagotomien, daß bei einem Vergleich zwischen Untersuchungen am 10. postoperativen Tag und nach 6–30 Wochen eine signifikante Erhöhung der positiven Tests von 2 auf 33% erfolgte.

Gillepsie et al. [9] berichten bei 74 Vagotomien über eine Positivierungsrate von 50% zwischen der zweiten Woche und dem vierten Jahr. Mason und Giles [21] vermuten, daß der frühe, postoperative Insulintest zu einer Unterschätzung der positiven Ergebnisse führt. Johnston et al. [15] kommen zu denselben Schlußfolgerungen.

Mehrere Theorien wurden zur Erklärung dieses Positivwerdens aufgestellt:
— Vagale Fasern, die nur kurzfristig geschädigt wurden, können ihre Funktion wieder aufnehmen [8]
— Regeneration der Nerven: Das Phänomen des „sprouting" wurde von Murray [23] vorgeschlagen
— Eine anfängliche Magenstase kann zu einem schwachen Testergebnis mit späterer Negativierung führen
— Gallen- und Pankreasreflux können Ursache einer Fehlbestimmung sein [8, 9].

Hieraus muß man folgern, daß eine echte Beurteilung des Insulintests erst nach einem ausreichenden postoperativen Intervall möglich ist. Für einige Autoren [7] hat der Insulintest 10 Tage nach der Untersuchung nur einen geringen Wert. Dagegen betonen Lyndon et al. die Bedeutung eines frühen, positiven Tests mit erhöhter Säuresekretion.

3. Zuverlässigkeit des Testes

Die Beurteilung hängt teilweise von der Ansicht über die Annahme oder Ablehnung der zweiten Feststellung von Hollander ab, der den Parasympathikus für den ausschließlichen Vermittler einer hypoglykämischen Stimulation hält.

Stempien glaubt, daß die späte Antwort einen Hypophyseneinfluß mit der Freisetzung adrenokortikaler Hormone zeigt, die die Magensekretion stimulieren.

Nach Meinung von Bachrach und Bachrach [2] beweist ein positiver Ausfall das Fortbestehen einer parasympathischen Innervation. Dagegen bestehen Gillepsie et al. [9] auf der Korrelation zwischen der spontanen Basalsekretion und der Erhöhung nach Insulin bei 54 Kranken, von denen 33 ein Ulcus duodeni hatten und 21 als Kontrollpersonen galten. Ein MAO, das dreimal höher als die basalen Werte liegt, würde Falschnegative unterdrücken.

Thompson und Read [28] vermuten, daß der Hollander-Test zu empfindlich ist. Er ist ohne Zweifel der beste Weg zur Beurteilung der Vollständigkeit der Vagotomie, aber er kann ein Rezidivulkus nicht voraussagen. Bei einem Vergleich zwischen zwei Gruppen von je 50 trunkulären und selektiven Vagotomien finden Watkins et al. [30] keine eindeutige Grenze zwischen falschpositiven und falschnegativen Ergebnissen. Die Zahl der intakten Vagusfasern ist direkt proportional zum Ausfall des Testes.

Mason und Giles [21] fanden bei der Untersuchung von 38 Vagotomien, bei denen die Säuresekretion erhöht blieb, daß bei einer maximalen Sekretion über 20 mEq/Std ein negativer Insulintest als verdächtig angesehen werden muß (dieses in Übereinstimmung mit Hollander).

4. Wahrscheinlichkeit eines Rezidivs oder peptischen Geschwürs an anderer Stelle bei positivem Test

Die Beziehung ist schwierig zu beurteilen. Die Säuresekretion nach einer Insulininjektion schwankt von einem Individuum zum anderen erheblich. Ein Teil dieser Schwankungen könnte durch die unterschiedliche Parietalzellmasse im Magen bedingt sein. Die Höhe der durch Insulin hervorgerufenen Säuresekretion erlaubt keine genaue Aussage über die Stärke der vagalen Stimulation. Sie erlaubt es lediglich, eine sehr unvollständige Vagotomie von einer vollständigen oder fast vollständigen Magendenervation zu unterscheiden.

Tests der Säuresekretion sind besser zu beurteilen als Tests der titrierbaren Säure. Nach De Graef [7] und Watkins et al. [30] steigt die Wahrscheinlichkeit des Rezidivs mit der Höhe der Säuresekretion nach Insulininjektion. Um den genauen prognostischen Wert der Magensekretionstests zu bestimmen, müssen eine große Serie Operierter und der klinische Verlauf über 4–6 Jahre verglichen werden.

Kronborg [17] hat diese Untersuchung ausgeführt und festgestellt, daß der prognostische Wert des Insulintests gering ist. Bei Patienten, die über 6 Jahre kontrolliert wurden, ist die Rezidivhäufigkeit bei positivem Insulintest 19%, bei negativem Insulintest 5%.

Nach Ruckley et al. [26] ist die Wahrscheinlichkeit eines Rezidivs:

77% bei Tests mit fünf positiven Kriterien
50% bei Tests mit vier positiven Kriterien
10% bei Tests mit drei positiven Kriterien.

Es sollte dabei nicht vergessen werden, daß Hollander betont hat, daß sein Test keine Prognose über den postoperativen Verlauf eines Ulkus erlaubt, sondern lediglich ein Kriterium zur Beurteilung des „Grades" der Vagotomie darstellt.

Welche Schlußfolgerungen kann man aus diesen verschiedenen Betrachtungen ziehen?

Der Insulin- oder Hollander-Test ist ein Kriterium, die Unversehrtheit der vagalen Innervation zu beurteilen, kann aber auf keinen Fall Argumente für die vagale Ätiologie der Ulkuserkrankung liefern. Es gibt keine vollständige und keine unvollständige Vagotomie, sondern nur vollständige und unvollständige Vagotomien verschiedenen Grades. Die Beurteilung des Insulintestes erfordert ein postoperatives Intervall von mindestens 6 Monaten, um falschpositive und falschnegative Ergebnisse auszuschließen. Es ist günstiger, die Ergebnisse quantitativ und nicht in der Form von positiven oder negativen Kriterien auszudrücken [7].

Die Beziehung zwischen einem positiven Insulintest und inkompletter Vagotomie wurde bisher nicht eindeutig nachgewiesen. Auch verhindert die vollständige Vagotomie nicht das Ulkusrezidiv, und ebensowenig besteht erhöhte Wahrscheinlichkeit eines Ulkusrezidivs nach inkompletter Vagotomie.

7.3.2 Ergebnisse der Magensekretionsuntersuchungen

7.3.2.1 Allgemeine Erfahrungen

Alle neueren Arbeiten erlauben den Schluß, daß die physiologische Wirkung der selektiven proximalen, trunkulären und selektiven Vagotomie auf die basale und pentagastrinstimulierte Säuresekretion gleich ist. Selbst wenn die allgemeinen Beurteilungskriterien verschieden sind (freie oder totale Säure, Ausführung der Säureanalyse usw.) handelt es sich in jeder einzelnen Serie um einen Vergleich zwischen den prä- und postoperativen Werten.

Jepson et al. [12] untersuchten die Reduktion der stimulierten Säure nach den drei Arten der Vagotomie. Die Reduktion beträgt 52% nach trunkulärer Vagotomie, 44% nach selektiver und 52% nach selektiver proximaler Vagotomie. Diese Angaben beziehen sich auf den PAO nach Pentagastrin, der zwischen 21 und 42 mEq/Std schwankt. Kragelund et al. [16] verglichen unter den gleichen Bedingungen die selektive und die selektive proximale Vagotomie bei 30 Patienten. Die erreichte Sekretionsreduktion betrug 66%, ohne daß signifikante Unterschiede zwischen den beiden Techniken festzustellen waren. Johnston et al. [14] beobachteten nach den drei Vagotomieformen eine gleiche Reduktion des MAO von ungefähr 55%.

Eine unterschiedliche Aussage ergaben die vergleichenden Untersuchungen der Gruppe in Marseille [3]. Die Basalsäuresekretion betrug nach selektiver proximaler Vagotomie 29% gegenüber 70% nach trunkulärer Vagotomie. Die Verminderung der stimulierten Säure lag bei 51% nach selektiver proximaler Vagotomie gegenüber 69% nach trunkulärer Vagotomie. Es handelte sich um frühe postoperative Kontrollen. Die Hälfte der Patienten zeigte 8–14 Tage nach selektiver proximaler Vagotomie höhere Basalwerte als präoperativ.

Außer dieser letzten Feststellung lassen die vergleichenden Ergebnisse vermuten, daß die Wirkung der drei Arten von Vagotomien auf die Säuresekretion identisch ist.

7.3.2.2 Unsere Erfahrungen [20]

Entsprechend den erwähnten Untersuchungen bleibt unklar, welche Untersuchungsmethoden und Kontrollen man zur funktionellen Untersuchung der Magensäuresekretion vor und nach selektiver proximaler Vagotomie anwenden soll.

Auf der Grundlage der Arbeiten von Minaire und Lambert [22], Devin et al., Lombard [18] und Balenbois [3] haben wir unsere Methode der Säureuntersuchung entwickelt. Die Gesamtsäure wird durch pH-Messung bis pH 7 ermittelt, und zwar durch die Bestimmung der Basalsäuresekretion über 1 Std. Die nächtliche Säurebestimmung wurde verlassen. Die gesamte Untersuchung erfolgt in einer Sitzung. Während der ersten Stunde der basalen Sekretion werden vier Portionen mit einem Abstand von je 15 min entnommen. Nach intramuskulärer Injektion von 6 pg/kg Pentagastrin wird die stimulierte Sekretion während der zweiten Stunde gemessen. Anschließend gewähren wir den Zellen 1 Std Ruhe. Dann wird intravenös eine Insulindosis injiziert, die nach folgender Vorschrift errechnet wird:

0,2 Einheiten/kg Körpergewicht, unter Abziehen oder Zufügen einer Einheit für je 10 mg Blutzucker, um die der fiktive Ausgangswert von 90 mg über- oder unterschritten wird. Außerdem wird zu dieser Summe bei Patienten, die bereits vagotomiert sind, 1 Einheit Insulin addiert.

Während der folgenden 2 Std werden acht Portionen im Abstand von 15 min entnommen. Der Blutzuckerspiegel wird durch vier Entnahmen in halbstündigem Abstand kontrolliert. Die vollständige Untersuchung dauert 5 Std. Dieser Test erfolgt präoperativ, 10 Tage postoperativ und 1 Jahr nach dem Eingriff. Dadurch ist es möglich, die prozentuale Abnahme direkt postoperativ und nach einem längeren Zeitintervall zu bestimmen, und die quantitativen Ergebnisse des Insulintests in Abhängigkeit der abgelaufenen Zeit zu vergleichen.

Basal- und stimulierte Säure vor und nach selektiver proximaler Vagotomie [20]

Wegen der anfänglichen Uneinheitlichkeit unserer Methode können wir nur vergleichbare Ergebnisse bei 23 Fällen bieten:

Bei acht Fällen mit früher, postoperativer Kontrolle stellten wir folgendes fest:

Vermehrung des BAO	+82%	1. Methode	
	+41%	2. Methode	
Reduktion des PAO	−69%	1. Methode	P < 0,05
	−76%	2. Methode	P < 0,05

Unter 23 Kontrollen nach mindestens 6 Monaten ergab sich

Absinken des BAO	−22%	1. Methode	
	−24%	2. Methode	
Abfallen des PAO	−30%	1. Methode	P < 0,05
	−46%	2. Methode	P < 0,05

Die unmittelbare postoperative Basalsäureerhöhung ($+82\%$ und $+41\%$) steht den in der Literatur veröffentlichten Angaben über deren Reduktion entgegen (-80%).

Nach einiger Zeit dreht sich das Ergebnis um. Die statistische Analyse dieser BAO-Werte zeigt, daß sie nicht signifikant sind. Wie dem auch sei, zur Zeit lassen sich diese gegensätzlichen Ergebnisse nicht erklären. Dagegen stimmen unsere Feststellungen über PAO frühzeitig postoperativ und nach einem Zeitintervall mit den üblichen Angaben überein. Sie sind außerdem statistisch signifikant $P < 0,05$. Allerdings sinkt der Prozentsatz der PAO-Reduktion mit der Zeit (-69% auf -30%; -76% auf -46%).

Amdrup beobachtete diese negativen Veränderungen auch. Er erklärt sie mit einer partiellen vagalen Reinnervation, deren klinische Bedeutung unsicher ist.

Moberg und Hedenstedt machten während der ersten 2 und 3 Jahre die gleichen Beobachtungen.

Nach Lyndon et al. steigt der PAO nach dem ersten Jahr nicht mehr an. Als Beispiel einige Zahlen der Säurereduktion, wie sie von verschiedenen Autoren nach selektiver proximaler Vagotomie erreicht wurden:

Holle	BAO	-90%
	MAO	$-84,5\%$
Imperati	BAO	$-80,5\%$
	MAO	$-68,5\%$

Johnston beobachtet eine Veränderung des BAO von 92% in der ersten Woche auf 80% nach 1 Jahr. MAO bleibt unverändert 51% nach 1 Woche und 55% nach 1 Jahr.

Jordan findet nach 6 Monaten ein Abfallen des BAO um 74% und des MAO um 61,7%.

Liavag und Roland beobachten eine Reduktion des BAO von 81% nach 2 Monaten auf 71% nach 1 Jahr und ein Absinken des MAO von 71% nach 2 Monaten auf 56% nach 1 Jahr. Bei Liedberg und Oscarsson ist der BAO um 80%, der PAO um 58% reduziert.

Wastell berichtet über eine Reduktion des PAO um 54%.

Rosatti [24] veröffentlichte kürzlich eine weitere Verbesserung der Reduktion nach sogenannter ausgedehnter selektiver proximaler Vagotomie mit einer Verminderung des BAO um 87% und des PAO um 71%.

Die Auflistung dieser Zahlen ist zwar langweilig, sie zeigt aber deutlich die unterschiedlichen Ergebnisse. Es bleibt jedoch die Tatsache bestehen, daß die selektive proximale Vagotomie eine Verminderung der basalen und stimulierten Säuresekretion erreicht, die wenigstens ebenso gut ist wie nach anderen Vagotomieverfahren. Die veröffentlichten Reduktionszahlen schwanken zwischen 40 und 80%.

Man könnte ebenso wie die Gruppe aus Marseille (Dalmas, Devin, Picaud) fragen, ob es das Ziel ist, eine Anacidität zu erreichen oder ob nicht eine relative Senkung der präoperativen Werte eher wünschenswert erscheint. Dieser Gedanke muß um so mehr berücksichtigt werden, da die Beurteilungskriterien bei der Magensäurebestimmung noch diskutiert werden und die Normalwerte von einem Menschen zum anderen in Abhängigkeit von den verschiedensten biologischen Faktoren erheblich schwanken. Trotz dieser zahlreichen Einschränkungen ist es wichtig, die Säurewerte vor und nach Vagotomie zu vergleichen.

Insulinstimulierte Säuresekretion: vagale Innervation [20]

Wir übersehen 47 Insulinteste, die mehr als 6 Monate nach der Operation durchgeführt wurden. Es wurde also mehr als die Hälfte der Kranken kontrolliert.

Die Beurteilung erfolgte entsprechend den bereits aufgeführten Voraussetzungen unter Verwendung von fünf Kriterien. Wenn vier Kriterien positiv waren, wurde der Insulintest als früh positiv betrachtet, wenn die Stimulation in der ersten Stunde wirksam wurde, und als spät positiv bei Wirksamkeit der Stimulation in der zweiten Stunde. Unsere Ergebnisse sind in Tabelle 9 wiedergegeben:

Tabelle 9. Insulintest (47 Fälle)

Positiv	früh	17 (36,1%)	20	42,5%
	spät	3 (6,4%)		
Negativ			27	57,5%
		Summe	47	100%

Da es relativ schwierig ist, von vollständiger und unvollständiger Vagotomie zu sprechen, sollte man eine Graduierung der vollständigen und nicht vollständigen Vagotomie vornehmen. Bei Patienten ohne ein positives Kriterium ist die Vagotomie wahrscheinlich vollständig. Bei fünf positiven Kriterien ist im Gegensatz dazu die Vagotomie mit Sicherheit unvollständig. Tabelle 10 berücksichtigt diese Einteilung. Es schien uns interessant, sie mit den klinischen Ergebnissen zu vergleichen.

Tabelle 10. Beziehungen zwischen den klinischen Untersuchungsergeb-
nissen und der insulinstimulierten Säuresekretion

| Positive | Zahl der | Visick | | | |
Kriterien	Fälle	I	II	III	IV
0	16	10	3	3	
1	1	1			
2	3	3			
3	7	5	2		
4	14	10	1	2	1
5	6	5			1
Summe	47	34	6	5	2

Unter den 16 Fällen mit sicher vollständiger Vagotomie erklären
sich die drei Fälle mit Visick III durch einen iatrogenen gastroösophagealen Reflux. Das Ulkusrezidiv nach unvollständiger Vagotomie zeigte
einen eindeutig früh positiven Insulintest. Der zweite Patient, der ohne
ein Ulkusrezidiv mit vollständiger Vagotomie relaparatomiert werden
mußte, hatte einen spät positiven Insulintest. Diese Beobachtung spricht
für die Unterscheidung, wie sie von Ross und Kay [25] vorgeschlagen
wurde und die sich auf die unterschiedlichen Ergebnisse der Insulintests
in der ersten und zweiten Stunde stützt.

Der prognostische Wert dieser Ergebnisse wird durch die Unsicherheit
der Bedeutung des Insulintests in Frage gestellt. Diese Zahlen sind mit
anderen Studien vergleichbar, die alle eine Positivierung in einer Größen-
ordnung von 50% der Tests während des ersten Jahres nach der Operation feststellen (Wastell, Lyndon, Liavag, Johnston, Jordan, Holle, Imperati, Amdrup).

Diese Ergebnisse werden in ähnlichen Prozentzahlen nach trunkulärer
und selektiver Vagotomie angegeben. Bis weitere Informationen vorliegen, haben sie jedoch keine Bedeutung für die selektive proximale Vagotomie.

Es ist beachtenswert, daß sich Grassi's Ergebnisse durch die niedrige
Zahl von +2% positiven Insulintests auszeichnet. Rosatti erreichte kürzlich bei seinen Operierten 1 Jahr nach selektiver proximaler Vagotomie
72% negative Insulintests mit einer Reduktion des PAO um 75%. In
Anlehnung an diesen Autor unterstreichen wir, daß der negative Hollander-Test von einer erheblichen Senkung des BAO und PAO begleitet
sein muß.

Diese Ergebnisse erzielt die selektive proximale Vagotomie in bezug
auf die Säureproduktion, deren Untersuchung es erlaubt, ihren physiolo-

gischen Effekt zu beurteilen. Die Säureuntersuchungen stellen zweifellos eine Kontrollmöglichkeit dar, deren Systematisierung empfehlenswert erscheint.

Literatur

1. Bachrach, W.H.: Laboratory criteria for the completeness of vagotomy. Amer. J. dig. Dis. **7**, 1071–1085 (1962).
2. Bachrach, W.H., Bachrach, L.B.: Reevaluation of the Hollander test. Ann. N. Y. Acad. Sci. **140**, 915–923 (1967).
3. Balenbois, D.: Étude comparative de l'acidité gastrique avant et après vagotomie tronculaire et vagotomie supra-sélective en chirurgie de l'ulcère duodénal. Thèse Marseille 1975.
4. Bank, S., Marks, I.N., Louw, J.H.: Histamine and insulin stimulated gastric acid secretion after selective and truncal vagotomy. Ent. **8**, 36–41 (1967).
5. Baron, J.H.: Studies of basal and peak acid output with an augmented histamine test. Gut **4**, 136–144 (1963).
6. Baron, J.H., Cowley, D.J., Gutierrez, L.V., Iweze, F.I., Spencer, J., Tinker, J.: Dose response of gastric acid to insulin in patients with duodenal ulcer. Gastroenterology **62**, 203–206 (1972).
7. De Graef, J.: La place de l'exploration fonctionnelle gastrique dans le contrôle postopératoire des vagotomies chirurgicales. J. Chir. (Paris) **111**, 355–368 (1976).
8. Gillepsie, G., Elder, J.B., Crean, G.P., Gillepsie, I.E., Kay, A.W.: The short term reproducibility of the insulin response. Brit. J. Surg. **57**, 383 (1970).
9. Gillepsie, G., Elder, J.B., Smith, I.S., Kennedy, F.: An analysis of spontaneous acid secretion and its relations to insulin response in normal and duodenal ulcer subjects: new criteria for insulin tests. Brit. J. Surg. **57**, 855 (1970).
10. Hollander, F.: Labarotory procedures in the study of vagotomy (with particular references to the insulin test). Gastroenterology **11**, 419–425 (1948).
11. Hollanders, D.: Electrical stimulation and insulin tests used with bilateral selective vagotomy. Gut **12**, 629–631 (1971).
12. Jepson, K., Lari, J., Humphrey, C.S., Smith, R.B., Wilkinson, A.R., Johnston, D.: A comparison of the effects of truncal, selective and highly selective vagotomy on maximal acid output in response to pentagastrin. Ann. Surg. **178**, 769–772 (1973).
13. Johnston, D.: Highly selective vagotomy for duodenal ulcer. Do hypersecretors need antrectomy? Brit. med. J. **1975 I**, 716–718.
14. Johnston, D., Wilkinson, A.R., Humphrey, C.S., Smith, R.B., Goligher, J.C., Kragelund, E., Amdrup, E.: Serial studies of gastric secretion in patients after highly selective (parietal cell) vagotomy without a drainage procedure for duodenal ulcer. I. Effect of highly selective vagotomy on basal and pentagastrin-stimulated maximal acid output. Gastroenterology **64**, 1–11 (1973).
15. Johnston, D., Wilkinson, A.R., Humphrey, C.S., Smith, R.B., Goligher, J.C., Kragelund, E., Amdrup, E.: Serial studies of gastric secretion in patients after highly selective (parietal cell) vagotomy without a drainage procedure for duodenal ulcer. II. The insulin test after highly selective vagotomy. Gastroenterology **64**, 12–21 (1973).
16. Kragelund, E., Amdrup, E., Jensen, H.E.: Pentapeptide and insulin stimulated gastric acid secretion in patients with duodenal ulcer before and after selective gastric vagotomy and antrum drainage. A comparison with results obtained from studies before and after parietal cell vagotomy with no drainage procedure. Ann. Surg. **176**, 649–652 (1972).

17. Kronborg, O.: The discriminatory ability of gastric acid secretion tests in the diagnosis of recurrence after truncal vagotomy and drainage for duodenal ulcer. Scand. J. Gastroent. **8**, 483–489 (1973).
18. Lombard, J.: Apport de l'exploration fonctionnelle de l'acidité gastrique par tubage dans la chirurgie des ulcères post-opératoires. Mémoire pour la médaille d'or des hôpitaux, Marseille 1972–1973.
19. Madsen, P., Kronborg, O.: A double blind trial of highly selective vagotomy without drainage and selective vagotomy with pyloroplasty in the treatment of duodenal ulcer. Scand. J. Gastroent. **8**, Suppl. 20, 12 (1973).
20. Marrie, A.: La vagotomie supra-sélective dans l'ulcère duodenal. Résultats cliniques et paracliniques de 97 cas. Thèse Strasbourg 1975.
21. Mason, M.C., Giles, G.R.: The postoperative insulin test. Failure to detect incomplete vagotomy in patients with high acid levels. Brit. J. Surg. **55**, 864 (1968).
22. Minaire, Y., Lambert, R.: Les données biologiques dans les indications de la chirurgie des ulcères gastro-duodénaux. Ann. Gastr. Hepato. **9**, 159–181 (1973).
23. Murray, G.: Sprouting of nerves: some consequences of vagotomy and sympathectomy. Gastroenterology **42**, 197–200 (1962).
24. Rosatti, I., Serantoni, G., Ciani, P.A.: Extended selective proximal vagotomy. Observations on a variant in technique. Chir. Gastroent. **10**, 1, 33–37 (1976).
25. Ross, B., Kay, A.W.: The insulin test after vagotomy. Gastroenterology **46**, 379–386 (1964).
26. Ruckley, C.V., Sircus, W., Falconer, C.W.A., Small, W.P., Smith, A.N.: Recurrent ulcer and post vagotomy gastric acid secretion. Gut **11**, 1061–1062 (1970).
27. Spencer, J., Grossmann, Morton, I.: The gastric secretory response to insulin. An „all or none" phenomenon? Gut **12**, 891–896 (1971).
28. Thompson, B.W., Read, R.C.: The clinical significance of the positive response to Hollander test. Amer. J. Surg. **120**, 660–663 (1970).
29. Venables, C.W.: The value of a combined pentagastrin insulin test in studies of stomach ulceration. Brit. J. Surg. **57**, 757–761 (1970).
30. Watkins, D.F.L., Kee, K., Wong, K.N.G., Waterfall, W., Duthie, H.L.: An evaluation of Burge's electrical test for completeness of vagotomy. Brit. J. Surg. **58**, 871 (1971.

7.4 Hormonelle Untersuchungen

Die bisher veröffentlichten Arbeiten über den Nüchtern-Gastrinspiegel nach Nahrungsaufnahme oder Insulinstimulation nach selektiver proximaler Vagotomie sprechen trotz einiger unvermeidlicher Unklarheiten im ganzen für die Methode.

Vergleichende Untersuchungen nach trunkulärer, selektiver und selektiver proximaler Vagotomie berücksichtigen das Hauptargument der theoretischen Kritik gegen die selektive proximale Vagotomie nicht: das erhöhte Risiko einer reaktiven Hypergastrinämie als Stimulator der Säureproduktion.

Humphrey et al. [2] und Stadil et al. [7] haben die Wirkung der drei Vagotomieverfahren auf den Gastrinspiegel untersucht. Die vagale Denervation des Antrums vermindert die Höhe der Gastrinwerte nach chemischer Nahrungsstimulation nicht. Nach trunkulärer Vagotomie findet man die höchsten Gastrinwerte. Bei Korman et al. [5] sind die Gastrinspiegel nach trunkulärer Vagotomie signifikant höher als nach selektiver proximaler. Die Werte sind nach selektiver und selektiver proximaler Vagotomie gleich.

Johnston et al. [4] kommen beim Vergleich der selektiven und selektiven proximalen Vagotomie zu den gleichen Schlußfolgerungen. Das innervierte Antrum führt nicht zu einer exzessiven Freisetzung von Gastrin.

Clarke et al. [1] stellen fest, daß die Vermeidung der Pyloroplastik die Wirkung der Vagotomie auf den Gastrinspiegel nicht beeinflußt. Dies fand sich beim Vergleich zwischen der selektiven proximalen Vagotomie mit und ohne Drainage.

Insgesamt zeigen die veröffentlichten Arbeiten folgendes:

1. Die trunkuläre Vagotomie führt durch einen duodenogastrischen Reflux über die Pyloroplastik zu einer Hypergastrinämie, die eindeutig durch eine Verminderung des Stimulans im „feed back"-Mechanismus zustande kommt.
2. Die selektive Vagotomie führt zu einer geringeren Hypergastrinämie als die trunkuläre Vagotomie. Bei dieser ergibt sich eine vagale Bremse, die selbst wiederum zur Produktion extragastrischen Gastrins Anlaß bietet.
3. Die selektive proximale Vagotomie führt nicht zu höheren Gastrinspiegeln als die selektive Vagotomie.

So kommen wir zu den etwas genaueren Feststellungen [6]:

Präoperative Gastrinspiegel

Bei 40 präoperativen Nüchtern-Gastrinspiegelbestimmungen sahen wir im Mittel Gastrinwerte von 73,42 pg/ml, mit Schwankungen von 28 pg/ml (die Normalwerte unseres Laboratoriums liegen zwischen 20 und 60 pg/ml). Diese 40 Duodenalulkusträger hatten also eine mäßige basale Hypergastrinämie.

Postoperativer Gastrinspiegel

61 postoperative Gastrinspiegel (47 wurden mehr als 6 Monate später und 14 in den ersten postoperativen 2 Wochen ausgeführt) erbrachten Werte von 79 pg/ml mit einer Streuung von 28,30 pg/ml.

Vergleichende Gastrinspiegel

28 Patienten hatten eine prä- und postoperative Gastrinuntersuchung; 14mal fanden sich nach der selektiven proximalen Vagotomie erhöhte

Werte. Im Mittel lag die Erhöhung bei 21,2 pg/ml mit einer Streuung von +5 bis +55 pg/ml.

14 Operierte hatten nach der selektiven proximalen Vagotomie verminderte Gastrinspiegel. Im Mittel betrug der Abfall −20,8 pg/ml mit einer Streuung von −5 bis −35 pg/ml.

Bei 13 Frühkontrollen des Gastrinspiegels am 8. postoperativen Tag sahen wir eine mittlere Erhöhung um 44% mit einer Streuung von 83%. Diese Zahlen waren statistisch signifikant, P < 0,10.

15 Spätkontrollen nach mehr als 6 Monaten zeigten letztlich eine vernachlässigbare Erhöhung von 1% (statistisch nicht signifikant). Diese Ergebnisse führen zu der Feststellung, daß nach selektiver proximaler Vagotomie eine langfristige Normalisierung der reaktiven Hypergastrinämie eintritt.

Literatur

1. Clark, C.G., Lewin, M.R., Stagg, B.H., Wyllie, J.M.: Effect of proximal gastric vagotomy on gastric secretion and plasma gastrin. Gut **14**, 293–299 (1973).
2. Humphrey, C.S., Smith, R.B., Lyndon, P.G., Johnston, D.: Effect of truncular and selective vagotomy and pyloroplasty and highly selective vagotomy without drainage on the response to meat extract in man. Brit. J. Surg. **59**, 906 (1972).
3. Jaffe, B.M.: Effets sur la sécrétion gastrinique de la vagotomie sélective ou de la vagotomie fundique. J. Chir. (Paris) **105**, 180 (1973).
4. Johnston, D., Humphrey, C.S., Smith, R.B., Wilkinson, A.R.: Should the gastric antrum be vagally denervated if it is well drained and in the acid stream? Brit. J. Surg. **58**, 725–731 (1971).
5. Korman, M.G., Hansky, J., Coupland, A.C., Cumberland, V.W.: Serum gastrin in duodenal ulcer. Part. IV. Effect of selective gastric vagotomy. Gut **13**, 163–165 (1972).
6. Marrie, A.: La vagotomie supra-sélective dans l'ulcère duodénal. Résultats cliniques et paracliniques de 97 cas. Thèse Strasbourg 1975.
7. Stadil, F., Rehfeld, J.F., Christiansen, P.M., Kronborg, O.: Gastrin response to food in duodenal ulcer patients before and after selective or highly selective vagotomy. Brit. J. Surg. **61**, 884–888 (1974).

8. Indikationen

8.1 Unkompliziertes Ulcus duodeni

Das Hauptindikationsgebiet der selektiven proximalen Vagotomie ist das Duodenalulkus, das sich über mehrere Jahre hinweg entwickelt, das an Intensität und Häufigkeit der Schmerzperioden zunimmt und bei dem die internistische Behandlung wirkungslos ist.

Die geringe Gefährdung durch den Eingriff und die geringe Veränderung, die der selektiven Denervation folgt, kann in gewissen Fällen eine Erweiterung der Indikation auf kurzzeitig bestehende Ulzera bei jungen Patienten rechtfertigen. Die einzige Einschränkung bleibt bei einigen die Adipositas, die eine Quelle technischer Schwierigkeiten darstellt und die Methode riskant macht.

Müssen alle unkomplizierten Duodenalgeschwüre, die unter internistischer Therapie nicht ausheilen, durch selektive proximale Vagotomie ohne Drainage operiert werden?

Einige Autoren nehmen die sogenannten Hypersekretoren unter den Patienten von der Indikation aus. Kronborg [9] glaubt, daß beim Vorliegen eines präoperativen MAO über 46 mEq/Std beim Mann und 42 mEq/Std bei der Frau eine Antrektomie mit der selektiven proximalen Vagotomie verbunden werden muß. Seine Begründung ist der hohe Prozentsatz von Rezidiven, die nach trunkulärer Vagotomie mit Drainage beobachtet werden (14,4% bei Hypersekretoren und nur 1,7% bei Normosekretoren).

Aus den gleichen Gründen begrenzen Robbs und Kay [11] die Indikation der selektiven proximalen Vagotomie auf Patienten mit maximal 25 mEq/Std MAO.

Johnston et al. [7] versuchten dieses Problem durch eine vergleichende Untersuchung der klinischen und biologischen Ergebnisse zu lösen. Sie untersuchten nach 2–4 Jahren 40 Hypersekretoren (PAO über 50 mEq/Std beim Mann, über 40 mEq/Std bei der Frau) und 60 Normosekretoren. Die Prozentzahlen für die frühe, postoperative Säurereduktion waren bei beiden Gruppen gleich (52 und 47%). Auch die Prozentzahlen der positiven Insulintests waren vergleichbar (7%).

Die klinischen Ergebnisse waren ebenfalls genau gleich. Bis weitere Informationen vorliegen, gibt es keinen eindeutigen Grund, beim Hypersekretor die Antrektomie mit der selektiven proximalen Vagotomie zu verbinden. Wir glauben vielmehr, daß die Höhe der präoperativen Magensäurewerte nicht zu formell in die Indikation zur chirurgischen Behandlung des Ulcus duodeni einbezogen werden soll. Die Indikation muß ausschließlich klinische Kriterien berücksichtigen.

Die Prozentzahlen der Duodenalulkuspatienten, die bei den einzelnen Autoren mit selektiver proximaler Vagotomie behandelt wurden, schwanken entsprechend der jeweiligen Serie zwischen 50 und 100%. Der allgemeine Mittelwert liegt bei etwa 80%. Ungefähr 20% der Duodenalulkusträger werden mit einer anderen Technik operiert.

Einige Autoren glauben, daß die Indikation im Verlauf des Eingriffs je nach der Wirkung der Neurektomie auf die Säureproduktion geändert werden sollte. Dieser Meinung schließt sich z.B. Grassi an. Er zieht es vor, die antrale Innervation zu opfern, wenn die intraoperative pH-Messung eine fortbestehende Restsäure im unteren Teil des Antrums zeigt. Es dürfte sich um seltene Fälle handeln, bei denen die proximale Grenze des Antrums unterhalb des Endes des vorderen Nervs von Latarjet liegt.

Je nach Ausdehnung der Denervation nach rechts muß man eine klassische selektive proximale Vagotomie ausführen oder eine erweiterte selektive proximale Vagotomie, bei der der erste innere Ast des Endes des Nervs von Latarjet durchtrennt wird. Man kann auch eine subtotale selektive proximale Vagotomie unter Erhaltung des letzten distalen Astes des Nervs von Latarjet durchführen. Wenn dieser letzte Ast auch noch geopfert wird, entspricht dies einer selektiven Vagotomie. Dadurch wird die antrale Motilität zunehmend beeinträchtigt. Im letzten Fall ist sie sicher gestört.

Im Gegensatz zu Grassi et al. [2] glauben Hedenstedt und Moberg [3], daß die Motilität auf jeden Fall erhalten bleiben muß.

Diese Diskussion führt zu dem spezifischen Problem der selektiven proximalen Vagotomie, das uns bereits beschäftigt hat, nämlich der Antrum-Fundus-Begrenzung. Das beschriebene Problem gibt es allerdings nicht, wenn intraoperative Kontrolltests unterbleiben. Hier liegen unterschiedliche Vorstellungen vor. Einige Autoren versuchen auf jeden Fall, eine Anacidität zu erreichen, und opfern dafür den Vorteil der selektiven proximalen Vagotomie, der in der Bewahrung der antralen Innervation besteht. Sie führen eine selektive Vagotomie mit Pyloroplastik durch. Andere versuchen auf jeden Fall die antrale Innervation zu erhalten und glauben, daß eine mögliche Restinnervation bei den Fällen mit der Antrum-Fundus-Grenze oberhalb des Nervs von Latarjet eintritt. Diese Fälle sind zu selten, um in die Betrachtung aufgenommen zu werden. Es besteht dabei kein wesentlicher Einfluß auf die Säureproduktion, da es sich nur um Fälle mit segmentärer Innervation handelt.

8.2 Selektive proximale Vagotomie mit Pyloroplastik

8.2.1 Pyloroplastik aus Grundsatz

Einige Autoren, darunter besonders Holle [4], verbinden die selektive proximale Vagotomie grundsätzlich mit einer Pyloroplastik. Holle führt diesen Eingriff seit 1967 aus. Seine theoretischen Argumente gründen sich auf die Unvermeidbarkeit der Stase nach antraler Denervation und praktisch auf seine guten klinischen Resultate (Reduktion des BAO um 90% und des MAO um 84,5%. Negativer Insulintest bei 70% der Fälle; unter 590 Fällen 0,68% Rezidive (1972), geringe Nachwirkungen).

Diese Ansicht steht jedoch allen experimentellen Erfahrungen entgegen. Auch die mittelfristigen klinischen Ergebnisse in zahlreichen Serien zeigen, daß die Drainage nach selektiver proximaler Vagotomie nicht nötig ist. Außerdem ist die Pyloroplastik für eine große Zahl sekundärer Komplikationen (Diarrhöe, Dumping) verantwortlich.

Die selektive proximale Vagotomie muß definitionsgemäß als eine Vagotomie ohne Drainage angesehen werden. Im strengen Sinne soll die Drainage nur bei Pylorusstenose angewendet werden.

8.2.2 Pyloroplastik aus Notwendigkeit

Bei sehr engen Stenosen kann es notwendig werden, bei der selektiven proximalen Vagotomie eine Pyloroplastik hinzuzufügen. In unserer Serie war das achtmal der Fall unter insgesamt 11 Pylorusstenosen verschiedenen Grades. Bei einer präoperativ, klinisch oder röntgenologisch gesicherten beginnenden Stenose oder einer im Verlauf der Operation festgestellten Einengung verbinden wir Pyloroplastik und selektive proximale Vagotomie.

Hedenstedt und Moberg [3] führen dagegen eine Drainageoperation nur bei sehr weit fortgeschrittenen Stenosen durch.

Johnston et al. [6] stellten bei 25 stenosierenden Ulzera, die mit selektiver proximaler Vagotomie ohne Drainage behandelt wurden (mit einer Erweiterung des Pylorus durch Hegarstifte über eine Gastrotomie), zwei

Rezidivstenosen und zwei Fälle mit Nahrungsretention fest, die sich allerdings im Verlauf des ersten postoperativen Jahres besserten. Aufgrund ihrer Erfahrung glauben sie jetzt, daß bei Pylorusstenose die selektive proximale Vagotomie ohne Pyloroplastik nicht indiziert ist.

Grassi et al. [2] führen in jedem Falle mit einer Stenose die Drainageoperation aus.

In dem Moment, wo die Pyloroplastik für unumgänglich gehalten wird, beruht der einzige Vorteil der selektiven proximalen Vagotomie gegenüber der selektiven Vagotomie in der Erhaltung der Kompensationsmechanismen für die Stenose (antrale Muskelverdickung und Hyperperistaltik), die wiederum von der Erhaltung der antralen Innervation abhängig sind.

Das Weglassen der Drainageoperation im Falle einer schweren Ulkusstenose scheint uns ein Risiko, das man nicht eingehen sollte.

Wenn die Pyloroplastik tatsächlich die Vorteile der Methode zum großen Teil aufhebt, scheint es uns eher indiziert, eine einfache Denervierung des Fundus als eine vollständige Denervation des Magens oder des gesamten Intestinaltraktes durchzuführen.

8.3 Selektive proximale Vagotomie in der Notfallchirurgie

8.3.1 Perforiertes Ulcus duodeni

Ungefähr 25% der übernähten, durchgebrochenen Geschwüre heilen aus. Etwa die Hälfte der Patienten mit einer Perforation verlangen aufgrund ihrer Schmerzanamnese einen ausgedehnten chirurgischen Eingriff. Die klassische Indikation zur Vagotomie mit gleichzeitiger Übernähung des Zwölffingerdarmgeschwürs liegt bei einem Kranken vor, der in gutem Allgemeinzustand ist und dessen Perforation bei leerem Magen erfolgte und höchstens 8 Std zurückliegt. Die alleinige Übernähung bleibt Kranken in schlechtem Allgemeinzustand vorbehalten, bei denen die Perforation eines vollen Magens mehr als 8 Std zurückliegt. Im allgemeinen kann die selektive proximale Vagotomie der trunkulären Vagotomie vorgezogen werden.

Johnston et al. [6] berichten über 15 sorgfältig ausgewählte Kranke, bei denen sie eine selektive proximale Vagotomie mit einfacher Übernähung durchführten: Junge Patienten, schlank, mit nur kurzzeitig zurückliegender Perforation. In solchen Fällen sind die klinischen Ergebnisse ausgezeichnet.

Rives und Flament [10] führen selektive proximale Vagotomien in Verbindung mit einer kronenförmig aufgenähten Netzmanschette mit gutem Erfolg durch.

Unsere persönlichen vorläufigen Vorbehalte hinsichtlich der Indikation zur selektiven proximalen Vagotomie beim perforierten Ulkus stützen sich nicht auf das Prinzip, sondern auf die Notfallmäßigkeit. Unter Berücksichtigung unserer technischen Ausführung der Methode (Feststellung der Antrum-Fundus-Grenze, intraoperative Kontrolltests) scheint sie uns bei einem perforierten Geschwür schwieriger durchführbar, aber nicht kontraindiziert. Bezüglich der chirurgischen endgültigen Behandlung nach einfacher Übernähung des perforierten Geschwüres findet die selektive proximale Vagotomie jedoch keine besondere Gegenindikation.

8.3.2 Duodenalulkusblutung

Die oben erwähnten Vorbehalte treffen noch eher auf die Ulkusblutung zu, die häufiger bei Patienten in schlechtem Allgemeinzustand vorkommt, die auch noch durch eine erhebliche Anämie geschwächt sind. Dabei ist die lokale Blutstillung unumgänglich, und es besteht die Notwendigkeit für eine Duodenotomie, die häufig als Pyloroplastik verschlossen werden kann.

Johnston et al. [6] berichten über 13 selektive proximale Vagotomien nach lokaler Blutstillung mittels einer Duodenotomie unterhalb des Pylorus, die in Längsrichtung verschlossen wurde. Keiner seiner Patienten starb und es gab auch kein Blutungsrezidiv.

Wir glauben, daß beim blutenden Ulkus nur einzelne ausgewählte Fälle für die selektive proximale Vagotomie in Frage kommen.

8.3.3 Magenulkus

Johnston et al. [5], Burge [1], Hedenstedt und Moberg [3] berichten über gute klinische Resultate ohne Rezidive oder Malignitätshinweise bei ihren röntgenologischen und endoskopischen Kontrollen. Bei anderen Autoren darf die Indikation nur unter Einhaltung gewisser Vorsichtsmaßnahmen gestellt werden: Prä- und intraoperative multiple negative Biopsien, intraoperative Magenulkusexzision. Unabhängig von der Wahl des Vagotomietyps, die uns unwichtig erscheint, ist der theoretische Hintergrund beim Magenulkus fragwürdig. Obwohl die dualistische Theorie von Dragstedt in Zweifel gezogen wird, glauben wir, daß das Ulcus duodeni und das Magengeschwür zwei verschiedene Krankheiten sind.

Für uns sind das potentielle Malignitätsrisiko und die Irrtumsmöglichkeit bei der histologischen Untersuchung endoskopisch entnommener Biopsien ein ausreichendes Argument, um weiterhin die Magengeschwüre durch Resektion nach Billroth I zu behandeln.

8.3.4 Hiatushernie

Als zusätzliche Maßnahme hat die selektive proximale Vagotomie bei Fundoplicatio dann eine Indikation, wenn eine sehr positive präoperative Hyperacidität besteht, mit einem klinisch gesicherten Duodenalulkus.

Literatur

1. Burge, H.: Selective proximal vagotomy. Brit. med. J. **1972 I**, 510–511.
2. Grassi, G., Orecchia, G., Sbuelz, B., Grassi, G.B.: Development and results of our studies of vagotomy:from selective total vagotomy to ultraselective vagotomy. Chir. gastroent. **9**, 23–28 (1975).
3. Hedenstedt, S., Moberg, S.: Gastric ulcer treated with selective proximal vagotomy. Acta chir. scan. **140**, 309–312 (1974).
4. Holle, F.: Definitive statements on the fitness of selective proximal vagotomy (S.P.V.) and pyloroplasty as a stomach preserving method in gastroduodenal surgery. (Report on 1.000 cases of S.P.V.) Bull. Soc. int. Chir. **34**, 241 (1975).
5. Johnston, D., Humphrey, C.S., Smith, R.B., Wilkinson, A.R.: Treatment of gastric ulcer by highly selective vagotomy without a drainage procedure:an interim report. Brit. J. Surg. **59**, 787–792 (1972).
6. Johnston, D., Lyndon, P.J., Smith, R.D., Humphrey, C.S.: Highly selective vagotomy without a drainage procedure in the treatment of haemorrhage, perforation and pyloric stenosis due to peptic ulcer. Brit. J. Surg. **60**, 790–797 (1973).
7. Johnston, D., Pickford, I.R., Walker, B.E., Goligher, J.C.: Highly selective vagotomy for duodenal ulcer. Do hypersecretors need antrectomy? Brit. med. J. **1975**, 716–718.
8. Köster, K.H.: Distribution of vagus nerve branches on the region between hiatus and the cardia. The physiology of gastric secretion. Oslo: Universitets Forlag u. Baltimore: Williams and Whilhins 1968.
9. Kronborg, O.: The discriminatory ability of gastric acid secretion tests in the diagnosis of recurrence after truncal vagotomy and drainage for duodenal ulcer. Scand. J. Gastroent. **8**, 483–489 (1973).
10. Rives, J., Flament, J.B.: Epiplooplastie en couronne avec vagotomie ultrasélective dans les ulcères perforés du bulbe duodénal. Presse méd. **23**, 1721–1724 (1975).
11. Robbs, B., Kay, A.W.: The insulin test after vagotomy. Gastroenterology **46**, 379–386 (1964).

9. Schlußfolgerungen

Die selektive proximale Vagotomie ist neuartig und verführerisch. Sie scheint die ideale chirurgische Behandlung des Ulcus duodeni zu sein.

Zur Zeit übersieht man in der Weltliteratur etwa 7 Jahre. Die eigenen Erfahrungen über 4 Jahre geben uns eine gewisse Berechtigung zur Beurteilung dieses Eingriffs.

Welche Schlußfolgerungen sind bis heutzutage gerechtfertigt? Das Hauptgewicht muß auf die Technik gelegt werden, die in einer vollständigen Vagotomie ohne Beeinträchtigung der Antrummotilität besteht. Unabhängig von ihrer Bedeutung im einzelnen gibt die Ausführung intraoperativer Tests eine gewisse Garantie und stellt zugleich eine Vorsichtsmaßnahme dar. Deshalb ist es nicht gerechtfertigt, sie zu unterlassen.

Der Eingriff ist wenig eingreifend, hat eine geringe Morbidität und eine praktisch zu vernachlässigende Mortalität. Die klassischen Folgen der anderen Vagotomieformen sind hier auf ein Minimum reduziert.

Aufgrund der aktuellen Zahlen ist sicher, daß Durchfall und Dumping eindeutig weniger häufig nach einer Vagotomie ohne Drainageoperation vorkommen.

Die erreichte Reduktion der Säureproduktion entspricht bei jeder Vagotomieform den Erwartungen.

Die Folgen der isolierten Fundusdenervation auf den Gastrinspiegel sind beruhigend. Diese günstigen Feststellungen sind in ihrer Gesamtheit ermutigend. Zu lange wurde der Magen nur als Sekretionsorgan angesehen. Erst die selektive proximale Vagotomie hat zur Wiederentdeckung der Bedeutung der Magenmotilität und damit der Magenentleerung geführt.

Es bleiben jedoch einige Einschränkungen:

1. Die Beobachtungszeiten sind noch nicht lange genug. Als wesentliches Beurteilungskriterium dieser neuen Methode ist das Auftreten eines Rezidivs zu bewerten. Zur Zeit liegt dies innerhalb der Normen, die für andere chirurgische Eingriffe in der Behandlung des Duodenalgeschwürs anerkannt werden.
2. In einem geringeren Grade muß man die Möglichkeit spezifischer Komplikationen in Betracht ziehen: Nekrose der kleinen Kurvatur, auch wenn sie äußerst selten ist.

Am Ende eines Rundtischgespräches, das während des Weltkongresses des „Collegium Internationale Chirurgiae Digestivae" 1976 abgehalten wurde, fragte Alexander-Williams aus Birmingham die mehr als 400 anwesenden Chirurgen, welchen Eingriff sie für sich selbst wählen würden, wenn sie wegen eines Ulcus duodeni operiert werden müßten. Die Antwort war fast einstimmig: eine selektive proximale!

Hier ist ein Kommentar nicht notwendig ...

Also warten wir die Zukunft ab. Nur sie kann uns sagen, ob unsere Wahl richtig war.

Wir sind sicher, daß wir bei unseren Ulcus duodeni-Operierten durch die selektive proximale Vagotomie eine Normalisierung der Verdauung erreichen, wie sie kein anderer Eingriff in gleicher Weise bewirkt.

Sachverzeichnis

H. Chiari, M. Wanke
Oesophagus, Magen
474 Abbildungen in 675 Einzeldar-
stellungen. XVII, 1077 Seiten. 1971
Gebunden DM 420,–; US $ 184.80
(Spezielle pathologische Anatomie,
Band 2, Teil I)
ISBN 3-540-05249-6

Endoskopie und Biopsie in der Gastroenterologie
Technik und Indikation

Herausgeber: P. Frühmorgen, M. Classen
Mit einem Geleitwort von L. Demling
100 Abbildungen. XII, 223 Seiten. 1974
DM 19,80; US $ 8.80
(Kliniktaschenbücher)
ISBN 3-540-06762-0

F. Holle
Spezielle Magenchirurgie
Unter Mitarbeit von W. Hart, H. Büchner
Mit einem Geleitwort von W. Wachsmuth
576 Abbildungen. 1011 Seiten. 1968
Gebunden DM 430,–; US $ 189.20
ISBN 3-540-04196-6

K. Kawai, H. Tanaka
Differential Diagnosis of Gastric Diseases
31 figures, 102 color photos,
422 b.and w.photos. VI, 262 pages. 1974
Cloth DM 168,–; US $ 74.00
ISBN 3-540-06579-2
Published by Igaku Shoin Ltd., Tokyo
Distribution rights for Europe (including
United Kingdom): Springer-Verlag

P. Otto, K. Ewe
Atlas der Rectoskopie und Coloskopie
2. neubearbeitete Auflage. 124 farbige Abbildungen in 21 Tafeln und 31 Textabbil-
dungen. XII, 102 Seiten. 1977
Gebunden DM 98,–; US $ 45.10
ISBN 3-540-08317-0

Vagotomy
Latest Advances with Special Reference
to Gastric and Duodenal Ulcers Disease

Editors: F. Holle, S. Andersson
124 figures, incl. 16 colored, 51 tables. XII,
244 pages. 1974
DM 84,–; US $ 37.00
ISBN 3-540-06801-5

C. E. Welch, L. W. Ottinger, J. P. Welch
Manual of Lower Tract Gastrointestinal Surgery
Approx. 150 figures. Approx. 250 pages.
ISBN 3-540-90205-8
(Comprehensive Manuals of Surgical
Specialties)
In Preparation

Preisänderungen vorbehalten

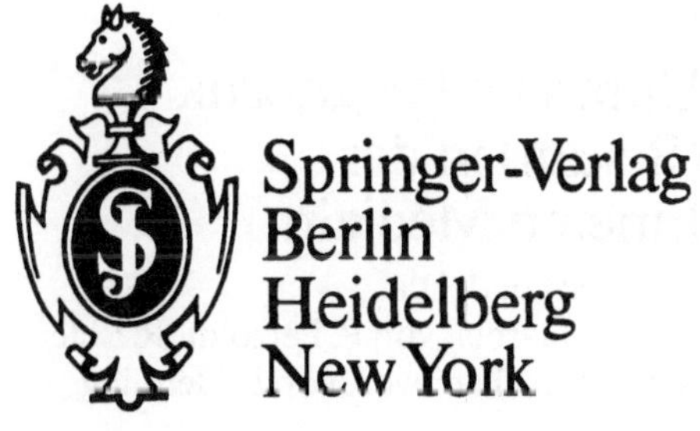

F. Bolck, G. Machnik

Leber und Gallenwege

346 z.T. farb. Abbildungen, 69 Tabellen.
Etwa 1000 Seiten. 1977
Gebunden DM 440,–; US $ 202.40
(Spezielle pathologische Anatomie,
Band 10)
ISBN 3-540-08304-9

Diseases of the Esophagus

By G. Vantrappen, J. Hellemans
358 partly colored figures. XXVI,
877 pages. 1974
Cloth DM 390,–; US $ 171.60
Subscription price
Cloth DM 312,–; US $ 137.30
(Handbuch der Inneren Medizin,
Band 3, Teil I)
ISBN 3-540-06694-2

Funktionsstörungen der Speiseröhre

Pathophysiologie, Diagnostik, Therapie
Herausgeber: R. Siewert, A. L. Blum,
F. Waldeck
Mit einem Geleitwort von R. Nissen
150 Abbildungen, 23 Tabellen. XXII,
344 Seiten. 1976
Gebunden DM 128,–; US $ 56.40
ISBN 3-540-07571-2

K. Hell, M. Allgöwer

Die Colonresektion

50 zum Teil farbige Abbildungen,
43 Tabellen. VII, 143 Seiten. 1976
Gebunden DM 68,–; US $ 30.00
ISBN 3-540-07777-4

H. Lutz

Ultraschalldiagnostik (B-scan) in der Inneren Medizin

Lehrbuch und Atlas
Unter Mitarbeit von R. Petzoldt, R. Ehler
Mit einem Geleitwort von L. Demling

182 Abbildungen, 10 Tabellen.
XII, 154 Seiten. 1978
Gebunden DM 78,–; US $ 35.90
ISBN 3-540-08189-5

Magen

Herausgeber: L. Demling
332 zum Teil farbige Abbildungen. XXVI,
1125 Seiten. 1974
Gebunden DM 390,–; US $ 171.60
Subskriptionspreis
Gebunden DM 312,–; US $ 137.30
(Handbuch der Inneren Medizin,
Band 3, Teil II)
ISBN 3-540-06788-4

Secretin, Cholecystokinin, Pancreozymin and Gastrin

Editors: J. E. Jorpes, V. Mutt
With contributions by M. Bodanszky,
R. Carratu, D. A. Dreiling, R. Fussgänger,
J. D. Jamieson, H. D. Janowitz,
J. E. Jorpes, V. Mutt, E. F. Pfeiffer,
J. Plessier, M. L. Ramorino, S. Rapits,
A. Torsoli, M. J. Zimmermann
135 figures. XII, 376 pages. 1973
Cloth DM 180,–; US $ 79.20
(Handbuch der experimentellen Pharma-
kologie, Band 34)
ISBN 3-540-05952-0

C. Zaino, T. C. Beneventano

The Radiologic Examination of the Orohypopharynx and Esophagus

354 figures. XIV, 317 pages. 1977
Cloth DM 120,–; US $ 55.20
ISBN 3-540-90239-2

Preisänderungen vorbehalten

Springer-Verlag
Berlin Heidelberg New York